AKADEMIE DER WISSENSCHAFTEN UND DER LITERATUR

Abhandlungen der
Geistes- und sozialwissenschaftlichen Klasse
Jahrgang 2004 • Nr. 3

Helmut Hesse/J.-Matthias Graf von der Schulenburg (Hrsg.)

Knappheit der Gesundheit aus Knappheit der Mittel im Gesundheitswesen

Zukunftsfragen der Gesellschaft.
Vorträge des 3. Symposions vom 13. Februar 2004

AKADEMIE DER WISSENSCHAFTEN UND DER LITERATUR • MAINZ
FRANZ STEINER VERLAG • STUTTGART

Vorgetragen in der Plenarsitzung am 13. Februar 2004,
zum Druck genehmigt am selben Tage, ausgegeben am 15. Juli 2004.

Bibliografische Information Der Deutschen Bibliothek

Die Deutsche Bibliothek verzeichnet diese Publikation in der Deutschen Nationalbibliografie; detaillierte bibliografische Daten sind im Internet über <*http://dnb.ddb.de*> abrufbar.

ISBN 3-515-08568-8

Umschlaggestaltung: die gestalten. Joachim Holz, Mainz

Druck: Rheinhessische Druckwerkstätte, Alzey

Gedruckt auf säurefreiem, chlorfrei gebleichtem Papier

Printed in Germany

Inhalt

Begrüßung

Clemens Zintzen

Meine sehr verehrten Damen und Herren.

Es ist nun schon einige Jahre ein guter Brauch, dass in der Februarsitzung der Akademie ein Thema abgehandelt wird, das von allgemeinem gesellschaftlichen Interesse ist und die Zukunft unserer Gesellschaft betrifft. So heiße ich Sie heute hier alle willkommen zum Symposion mit dem Titel: *Knappheit der Gesundheit aus Knappheit der Mittel im Gesundheitswesen.* An erster Stelle begrüße ich mit Dank die Vortragenden. Es sind heute hier drei Akademien durch vortragende Mitglieder beteiligt, Herr Henke von der Akademie der Wissenschaften zu Göttingen, Herr Börsch-Supan von der Berlin-Brandenburgischen Akademie der Wissenschaften und unsere Mitglieder Herr Mutschler und Graf von der Schulenburg. Ich danke allen, die heute hier vortragen und diskutieren, und mein ganz besonderer Dank geht an Graf von der Schulenburg, der dieses Symposion organisiert hat. Herrn Vizepräsidenten Hesse danke ich für die Moderation der Veranstaltung.

Wir freuen uns über den regen Zuspruch zu dieser Veranstaltung, und ich heiße alle unsere Gäste an diesem Nachmittag willkommen. Nur wenige kann ich namentlich begrüßen, gemeint sind Sie aber alle: ich freue mich besonders über die Anwesenheit von Herrn Issing, der Mitglied des Direktoriums der Europäischen Zentralbank ist und darüber hinaus schon seit langen Jahren auch unser Mitglied.

Aus dem Bereich der Politik begrüße ich die Herren aus dem Wissenschaftsministerium und dem Ministerium für Arbeit und Soziales; ebenso die Mitglieder des Landtages und der Stadtratsfraktionen.

Wichtig ist uns die heutige Anwesenheit von Vertretern der Gesundheitsinstitutionen, der Bundesärztekammer, der Landesärztekammer und des Zentralinstituts für die kassenärztliche Versorgung, Köln.

Besonders begrüße ich die Damen und Herren der Universität Mainz, aus dem Bereich der Banken und der Industrie sowie der Landesämter, und schließlich freuen wir uns über die Anwesenheit der Presse. Es ist für uns alle von hohem Interesse, dass die Bemühungen und Diskussionen, die wir heute nachmittag hier über ein uns alle angehendes Thema führen, auch der Öffentlichkeit und der Politik objektiv übermittelt werden.

Sie alle, meine Damen und Herren, heiße ich herzlich willkommen. Das Thema, welches heute hier sozusagen in einer interakademischen Zusammenarbeit abgehandelt wird, ist eingebettet in einen größeren Zusammenhang, den wir *Zukunftsfragen der Gesellschaft* nennen. Ich bin den beiden Vizepräsidenten der wissenschaftlichen Klassen, Frau Lütjen-Drecoll und Herrn Hesse sehr dankbar, dass sie nun schon einige Jahre unter diesem Titel wichtige Problemfelder, die unserer Gesellschaft unter den Nägeln brennen, in Symposien hier diskutieren. Es ist wichtig, dass die in den Akademien versammelte Kompetenz zur Lösung solcher Fragen aktiviert wird, und es ist genauso wichtig, dass ihnen von Seiten der politischen Entscheidungsträger auch zugehört wird.

Von Seiten der Politik, wie auch vom Wissenschaftsrat wird in den Grundfragen unserer Gesellschaft eine sog. Politikberatung gefordert. Erst vor 14 Tagen hat der Wissenschaftsrat dafür die Empfehlung zu einer Nationalakademie ausgesprochen, in der solche Aufgaben geleistet werden sollen. Meine Damen und Herren, das heutige Symposion und die Veranstaltungen zu Zukunftsfragen, die in den vorangegangenen Jahren in dieser Akademie wie in manchen anderen Akademien ausgerichtet worden sind, zielen genau auf dieses immer wieder erhobene Postulat ab. Wir können guten Gewissens sagen, dass wir etwa im Bereich der Molekularen Medizin, der Klimaentwicklung in solchen Symposien in den vergangenen Jahren Maßgebliches mit hoher Sachkompetenz gesagt haben. Es sind eben genau die Themen, mit denen der Wissenschaftsrat die Schaffung einer Nationalakademie fordert. Auch die Union, also der Verbund der deutschen Akademien der Wissenschaften, hat sich diese Aufgabenstellung zu Eigen gemacht. Er hat eine Arbeitsgruppe gegründet, die unter dem Vorsitz von Herrn Hesse sich zentralen Themen unserer Zeit zuwendet.

Die Wohlfahrt unserer Gesellschaft krankt nicht daran, dass die Wissenschaft sich nicht der wichtigen Themen unserer Zeit annimmt, sondern daran, dass die Politik nicht zuhört. Es ist ganz klar, dass Politiker für ihr Handeln und Reden Güterabwägungen treffen müssen, aber die Stimme der Wissenschaft wird immer dann beiseite gesetzt, wenn sie der politischen oder parteipolitischen Opportunität nicht entspricht. Ich sehe es geradezu als eine Kompensationshandlung an, wenn dann von Seiten eben jener Politik, die partout nicht zuhören will, das Heil von der Einrichtung neuer, zentraler Institutionen erwartet wird: dazu gehört die Vorstellung von einer Nationalakademie ebenso wie auch der Gedanke an Eliteuniversitäten. Sie haben in der Presse in den letzten Wochen darüber genug lesen können, und ich brauche dies daher nicht noch auszubreiten. Die Breite des einschlägigen Fachwissens ist in den Akademien vorhanden; sie muss nur fruchtbar werden, dann steht genug Kompetenz zur Verfügung, um wichtige Fragen für die Gesellschaft und auch politisch nutzbringend zu beantworten. Dazu gehört allerdings vorangehend auch eine wirklich weitblikkende Förderung der gesamten Forschung, auch der Grundlagenforschung in den Akademien. Nur durch die Ergebnisse von Grundlagenforschung kann eine effektive Beratung der Politik erfolgen.

Am 27. Januar 2004 hat die Bundesforschungsministerin, Frau Bulmahn, erklärt: „Gefördert wird, was Fortschritt und Arbeit schafft". Wenn man ganz vorwiegend die Umsetzbarkeit von Forschung in Produkte zum Maßstab der Förderung macht, ist dies der Todesstoß für das, was wir Grundlagenforschung nennen, und es ist zudem in der Forschungslandschaft der deutschen Akademien das Todesurteil für die Forschung in den Geisteswissenschaften, die ja bekanntlich hier ihren besonderen Standort haben. Grundlagenwissenschaften müssen langfristige Planungsperspektiven haben, dazu brauchen wir verlässliche Partner auf der Seite der politisch Verantwortlichen, die den Bestand solcher Wissenschaft sichern. Freilich müsste die Politik dafür erst auch wirklich größeres Verständnis für die Wissenschaft aufbringen, und auch verstehen, dass Wissenschaft nur dann zu Ergebnissen führt, wenn sie so ausgestattet ist, dass sie intensiv und ebenso geduldig ihre Forschungen durchführen kann. Es bringt die Wissenschaft nur voran, wenn sie auf breiter Grundlage langfristig gefördert wird und nicht nur im Schielen auf eine mögliche Umsetzbarkeit in Produkte oder dem raschen Erzielen singulärer Spitzenleistungen sporadische Finanzspritzen erhält. Solche Breitenförderung ist notwendig für die Forschung in den wissenschaftlichen Institutionen wie in den Universitäten. Naiv ist der Glaube, man könne Spitzenforschung durch Verordnung erzeugen; man muss sie pflegen und umsorgen, und sie muss organisch wachsen können.

So wollen auch wir heute mit diesem Symposion einen Beitrag zu dem leisten, was die Gesellschaft zu Recht von der Wissenschaft erwarten kann und die Politik fordert. Wir wollen mit Sachkompetenz und Verantwortungsgefühl Fragen der Gesundheitspolitik diskutieren, ein Problemkreis der hochaktuell ist und uns alle betrifft. Und wir erwarten aber auch, dass die Ergebnisse an den verantwortlichen Stellen gehört und diskutiert werden. Ich sehe diese Veranstaltung als einen Modellfall, der die Möglichkeiten von Akademien herausstellen kann und zeigt, wie wir willens sind, in schwieriger Zeit uns mit dem Potential, über das Akademien verfügen, zum Wohl der Gesellschaft einzubringen.

Herausforderungen der Gegenwart und Zukunft im Gesundheitswesen: Wo stehen die Leuchttürme?

J.-Matthias Graf von der Schulenburg

I. Prolog

Man mag es schon gar nicht mehr hören: Deutschland ist in der Krise, die Deutschen sind in der Krise und vor allem ihr Gesundheitssystem. Die Symptome der Krise im Gesundheitswesen sind leicht aufgezählt: hohe und steigende Kosten, schlechte Versorgungsqualität, Über-, Fehl- und Unterversorgung und verkrustete Strukturen. Bei den Ursachen scheiden sich dann schon die Geister: Neben bekannten Fakten – wie der Alterung der Bevölkerung und dem teueren medizin-technischen Fortschritt – werden vor allem Schuldige gesucht. Die Gesundheitsministerin Ursula Schmidt beklagt den „ständigen Druck von Lobbyisten und Anbietern" und „die vielen Anreize, auf Kosten der Beitragszahler ungenügende Leistungen zu erbringen" (Eckpunktepapier vom 5.2.2003). Die CDU-Abgeordneten Andreas Storm und Annette Wiedamann-Mauz machen „Budgets und Nullrunden, die zu einer Einschränkung der Therapiefreiheit führen" und „die Verbürokratisierung der Medizin in Arztpraxen und Krankenhäusern" sowie die „versicherungsfremden Leistungen" in der Gesetzlichen Krankenversicherung verantwortlich (Positionspapier vom 3.2.2003).

In der Symposium-Reihe **„Zukunftsfragen der Gesellschaft"** greifen wir als Akademie der Wissenschaften und der Literatur dieses Thema unter dem Titel „Knappheit der Mittel im Gesundheitswesen" auf. Angesichts der Diskussion, welche wir in den vergangenen Monaten in Deutschland hatten und die ihren vorläufigen Abschluss mit der Verabschiedung des am 1.1.2004 in Kraft getretenen GKV-Modernisierungsgesetzes (GMG) gefunden hat, mag man sich fragen, ob es sinnvoll ist, das Thema im Rahmen der Akademie zu behandeln. Hat dieses Gesetz, welches einem breiten Konsens der großen Volksparteien entspricht, nicht die Zukunftsfragen des Gesundheitswesens gelöst? Müssen wir nun noch die durch die so genannte Rürup-Kommission angeregte theoretisch anmutende Diskussion weiter führen, welches Ende des Y das richtige sei: die von Professor Karl Lauterbach vorgeschlagene Bürgerversicherung oder die von Rürup präferierte Kopfpauschale (auch Schweizer Modell genannt)? Dabei hatte sich die Herzog-Kommission weitgehend der Kopfpauschale angeschlossen. Politiker der Regierungspartei wie der Opposition – wie Horst Seehofer – halten zudem die Bürgerversicherung für die sozial ausgewogene und gerechte Lösung.

Die schlechte Nachricht ist: Keine der drängenden Zukunftsfragen im Gesundheitswesen ist mit dem GMG gelöst. Zudem wird keine der Zukunftsfragen durch die Verwirklichung einer der beiden vorgeschlagenen Modelle gelöst werden. Deswegen kamen in den letzten Monaten zwei weitere Modelle auf den „Markt der politischen Ideen", nämlich das von der Herzog-Kommission vorgeschlagene Kopfpauschalen-Modell mit Kapitaldeckung und das Modell des Vorstandsvorsitzenden der AXA Deutschland, Dr. Claus-Michael Dill.

Die gute Nachricht ist: Die Wissenschaft hat Antworten auf die Fragen, und irgendwann werden die Entscheidungsträger nicht umhin kommen, sie zu adoptieren. Deshalb greift unsere Akademie dieses Thema auf. Dabei ist unser Symposium sowohl nach innen als auch nach außen gerichtet. Wir Wissenschaftler wollen sicherer in unserem Urteil werden, was zur Lösung der Zukunftsfragen taugliche Antworten sind und was nicht. Außerdem wollen wir eine Botschaft formulieren, die hoffentlich von den Entscheidungsträgern gehört und zumindest in Kernbereichen auch beherzigt wird.

In diesem Symposium werden wir die Fragen nochmals formulieren. Wir werden zeigen, welche Denkschritte gegangen werden müssen, um Lösungen zu finden; Und wir werden erste Antworten ableiten und zur Diskussion stellen.

In meinem Referat werde ich die Herausforderungen der Gegenwart und Zukunft im Gesundheitswesen formulieren und die richtungsweisenden Leuchttürme aufzeigen. *Klaus-Dirk Henke* wird vor allem die Finanzierung des Gesundheitswesens einer kritischen Analyse unterwerfen und deutlich machen, wie die Zukunftsfragen lauten, aber auch wo hier die Leuchttürme stehen. Insbesondere wird er dabei einen Lösungsweg charakterisieren, den er vor geraumer Zeit im Rahmen eines von der Vereinten Krankenversicherung geförderten Projektes entwickelt hat. *Axel Börsch-Supan* hat sich das Thema „Produktivität" gestellt. Wenn es uns nicht gelingt, den Nutzen des Gesundheitssystems und die Produktivität zu messen, dann wird es uns auch nicht gelingen, Aussagen über die Effizienz des Systems zu machen, geschweige denn Maßnahmen zu entwickeln, um die Effizienz zu erhöhen. *Ernst Mutschler* schließlich fokussiert seinen Beitrag auf den Arzneimittelbereich. Hier geht es um die Fragen, ob Arzneimittel mehr kosten, als sie an Krankheitsfolgekosten verhindern, wie die Arzneimittelforschung der Zukunft aussieht und aussehen soll und welchen Einfluss die vielen Regulierungen im Arzneimittelbereich auf die Versorgung der Patienten haben. Auch hier geht es um „Zukunftsfragen“, und nicht um die gesundheitspolitische Tagesdiskussion, deren größte Sorge ist, dass der Beitragssatz eine „magische“ Grenze von 14 % übersteigt.

II. Was sind die Zukunftsfragen im Gesundheitswesen?

In einer dynamischen Welt verändern sich die Bedürfnisse der Menschen, die Bevölkerungsstrukturen, die Ressourcenausstattungen und die Produktionsmöglichkeiten. Dramatische Veränderungen dieser Größen führen zu dramatischen Auswirkungen. Im Folgenden werden diese vier Faktoren näher betrachtet, und es soll gezeigt werden, wie sich Veränderungen dieser Größen auswirken.

Das Bedürfnis der Menschen, in ihre Gesundheit zu investieren, ist stark gestiegen, da Gesundheit ein superiores Bedürfnis ist. Uwe Reinhardt hat aufgrund von OECD-Daten eine Pro-Kopf-BIP-Elastizität der Gesundheitsausgaben von 1,4 ermittelt, d.h. steigt das Pro-Kopf-Bruttoinlandsprodukt um 10 %, so nehmen die Gesundheitsausgaben um 14 % zu. Das Einkommen erklärt 95 % der internationalen Unterschiede in den Gesundheitsausgaben (Reinhardt 2002, andere Schätzungen präsentieren Breyer/Ulrich 1999). Ausdruck dieser Superiorität sind die überproportionale Zunahme der Gesundheitsausgaben in Bezug auf den Wohlstand eines Landes und die relativ niedrige Preiselastizität der Nachfrage. Man beachte den Sprachgebrauch: Ökonomen sehen den Gesundheitszustand als eine Bestandsgröße, die über die Zeit abgeschrieben wird (Krankheit als ungeplante überproportionale Abschreibung) und Gesundheitsleistungen als eine Stromgröße, eine Investition in den Gesundheitszustand (Grossman 1972, S. 223 ff).

Die Bevölkerungsstruktur hat in den letzten Jahrzehnten einen drastischen Wandel erlebt: Schon lange ist die bekannte Bevölkerungspyramide (die graphische Darstellung des Altersaufbaus der Bevölkerung) für Deutschland keine Pyramide mehr, sondern eher ein unförmiges Gebilde, das an einen Tannenbaum erinnert. Betrachtet man es für die 50er Jahren des 20. Jahrhunderts, so sind die tiefen Einkerbungen zu erkennen, welche die enormen Geburtenausfälle am Ende des 1. und des 2. Weltkrieges kennzeichnen. In der zweiten Hälfte der 60er Jahre tritt ein neues Phänomen auf: die ungemein starken neuen Geburtenjahrgänge, die so genannten Baby-Boomer. In den 70er Jahren gingen die Geburtenzahlen wieder dras-

Abb. 1: Altersaufbau: 2002

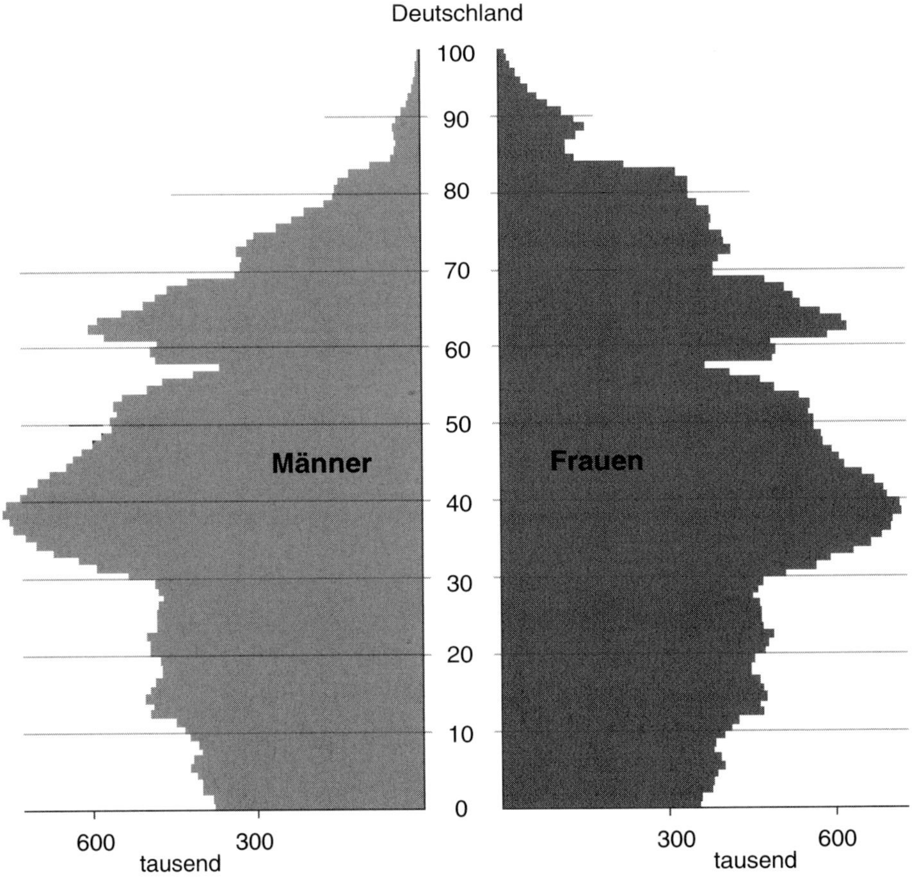

Quelle: Statistisches Bundesamt Deutschland 2003

tisch zurück, nämlich auf das Niveau von 1945. Seitdem spielen wir sozusagen – was die Geburtenzahlen in Deutschland betrifft – permanenten Krieg: Die Geburtenzahlen stagnieren auf dem Niveau von 1945.

Spätestens bei der Betrachtung des Altersaufbaus der Bevölkerung in den 90er Jahren wird deutlich, dass die Baby-Boomer sowohl Ursache als auch Auslöser einer demographischen Katastrophe sind, die die umlagefinanzierten Sozialversicherungssysteme zum Kollaps bringen können. Die Baby-Boomer sind nicht nur äußerst zahlreich auf die Erde gekommen und werden ab 2020 zahlreich in Rente und zum Arzt gehen, sondern sie haben auch sehr wenig für Nachkommen gesorgt. Die Generation, die ihre Alters- und Krankensicherung finanzieren soll, fehlt weitgehend. 1999 waren 16,84 % der Bevölkerung in Deutschland über 65 Jahre alt. Bis 2050 wird sich der Anteil verdoppeln. Ohne Änderungen der sozialen Sicherungssysteme ist der Zusammenbruch der Renten-, dann der Kranken- und anschließend der Pflegeversicherung programmiert. Verstärkt wird die Entwicklung durch die immer noch steigende Lebenserwartung und die damit gestiegene Zeitspanne als Rentner. Auf der anderen Seite steht die Baby-Boomer-Generation noch im Arbeitsprozess und ist in einem Alter, in dem die Produktivität von Menschen am höchsten ist. Dieser Umstand sollte ausgenutzt werden im Kampf um die Sanierung des Sozialversicherungssystems, bevor es zu spät ist und die Baby-Boomer unproduktiver und schließlich Rentner werden.

Die Ressourcenausstattung unseres Landes ist ebenfalls ein Risikofaktor für die Soziale Sicherung. Die wichtigste Ressource ist das Humankapital. Ob man nun feststellt, dass das deutsche Bildungssystem schlecht ist – wie die erste „Pisa-Studie" zeigt – oder mittelmäßig, und uns Eliteuniversitäten fehlen – wie die SPD behauptet, die den Begriff „Elite" bislang wie der Teufel das Weihwasser fürchtete – eins zeigen internationale Vergleiche deutlich: Die Investitionen in Humankapital sind in vielen Ländern in den vergangenen Jahrzehnten gestiegen, bei uns in Deutschland aber tendenziell gesunken. Zwar ist die Messung der Bildungsausgaben eine komplexe Angelegenheit, die Schlussfolgerungen aus internationalen Vergleichszahlen schwierig macht. Nach Schätzungen der Deutschen Bundesbank betrugen die Bildungsausgaben in Deutschland 2001 rund 131,9 Mrd. €. Das entspricht 6,4 % des Bruttoinlandsprodukts (BIP). Im langfristigen Trend sank der Anteil der Schulen und Hochschulen von 4,2 % im Jahr 1975 auf 3,2 % im Jahr 2001 (Reduktion von 23 %) und der allgemeinbildenden Schulen von 3,2 % im Jahr 1975 auf 2,2 % im Jahr 2001

(Reduktion von 31 %). Damit liegt Deutschland in den Bildungsausgaben sowohl absolut wie prozentual unter dem OECD-Durchschnitt (Deutsche Bundesbank, Monatsbericht Oktober 2003). Die USA, das Land mit den tatsächlichen Eliteuniversitäten, wenden rund 2 % ihres BIP für Universitäten auf. Davon sind die Hälfte staatliche Mittel. Die vergleichbare Zahl liegt für Deutschland bei 0,9 %, wobei 0,8 % vom Staat stammt. Der amerikanische Staat gibt somit nicht nur absolut und relativ mehr für Hochschulen aus als der deutsche, sondern jeder Dollar staatlichen Geldes zieht auch sehr viel mehr privates Geld nach sich. Dieses ist ein echtes Public-Private-Partnership-Programm, wie wir es uns auch für Deutschland wünschten.

Je höher der Bildungsstand ist, umso höher ist die Produktivität der im Erwerbsleben stehenden Bevölkerung. Hohe Produktivität ist Voraussetzung für hohe Erwerbseinkommen. Hohe Erwerbseinkommen sind wiederum notwendig, um die steigende Last der Sozialen Sicherung schultern zu können. Wer auf ausreichende Investitionen in die zukünftige Generation verzichtet, nimmt ihr die Möglichkeit, für das eigene Alter später aufzukommen. Auch dieser Faktor gefährdet offenbar die finanzielle Stabilität unseres Sozialversicherungssystems.

Deutschland ist bekanntlich ein Einwanderungsland, was bedeutet, dass Menschen, die in unser Land kommen, integriert und häufig im Rahmen unseres Bildungssystems noch qualifiziert werden müssen. Aber Deutschland ist nicht nur ein Einwanderungsland, sondern auch ein Auswanderungsland: Wie man aus der Zeitung erfährt, sind es um die 200.000 Menschen, die jedes Jahr aus dem Ausland nach Deutschland ziehen. Die Zahl gibt aber einen falschen Eindruck. Tatsächlich ziehen rund 850.000 vom Ausland nach Deutschland, während rund 650.000 Deutschland den Rücken kehren (Statistisches Bundesamt Deutschland 2003). Die Integrationslast ist enorm und die Wirkungen der Wanderungsbewegungen auf das Human Capital sind sehr groß. Dies ist vor allem deshalb der Fall, weil die durchschnittliche Qualifikation derer, die Deutschland verlassen, wesentlich höher ist als die derjenigen, die nach Deutschland kommen. Hierzu gibt es meines Wissens noch keine zitierfähigen empirischen Untersuchungen, aber die Aussage scheint plausibel. Nach meiner Beobachtung sind es häufig die besten Studenten, die sich vom Ausland angezogen fühlen, dort ihre Praktika machen und schließlich auch dort arbeiten. Die einwandernden Ausländer hingegen sprechen häufig sehr schlecht Deutsch und haben eine Schul- und Hochschulausbildung erhalten, die nur einen begrenzten Wert hat.

Was hat dieser Sachverhalt mit dem Gesundheitswesen zu tun?

Im Umlageverfahren finanzieren die heutigen Erwerbstätigen die Sozialversicherung, und die zukünftigen Erwerbstätigen finanzieren die Sozialversicherung von morgen. Dies gilt auch in der Krankenversicherung. Der Quotient aus Beitragszahlern und Empfänger teurer Leistungen wird aber in Zukunft angesichts des demographischen Wandels nicht nur sinken, sondern auch die Produktivität und damit die Zahlungsfähigkeit werden stagnieren. Würde hingegen das Human Capital pro Kopf stark steigen, so würde es den zahlenmäßig kleineren zukünftigen Generationen leichter fallen, die auf sie zukommende große Last zu schultern.
Dieser Zusammenhang ist von der Wissenschaft intensiv im Rahmen von Wachstumsmodellen mit überlappenden Generationen (overlapping gene-

Abb. 2: Wanderungen zwischen Deutschland und dem Ausland von 1991 bis 2002

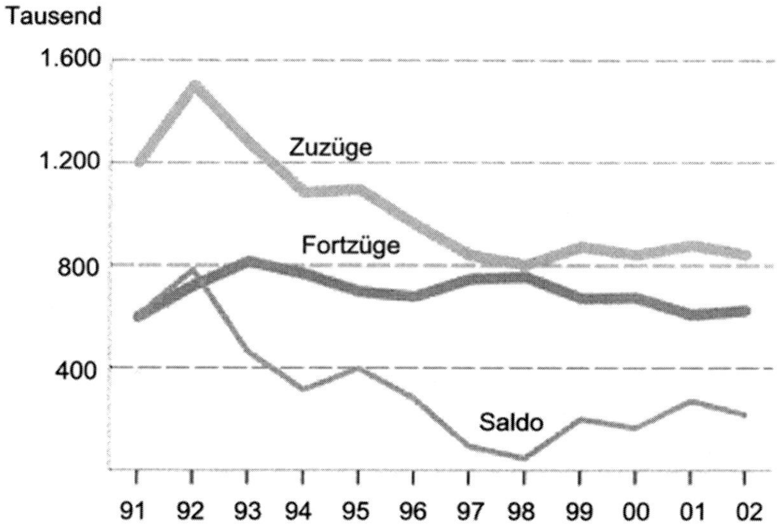

Quelle: Statistisches Bundesamt Deutschland 2003

rations models) analysiert worden. Dabei schälte sich als einer der Meilensteine die Aaron-Bedingung heraus (Aaron 1966, S. 371–374 u. Breyer, 1990, S. 21 ff.): Sie besagt, dass das in der Sozialversicherung praktizierte Umlageverfahren dann Vorteile für die Gesellschaft bietet (wobei eine Vielzahl von modelltheoretischen Bedingungen zu beachten sind, die hier nicht weiter erörtert werden), wenn gilt:

Bevölkerungswachstumsrate (g) + Lohn- bzw. Produktivitätssteigerungsrate (l) > Zinssatz (z)

oder

$$g + l > z$$

Sind hingegen die ökonomischen Rahmenbedingungen wie folgt:

$$g + l < z,$$

dann ist das Umlageverfahren relativ teuer und wird auf Dauer zur Instabilität der Sozialversicherung führen. Es ist dann ein Finanzierungsverfahren mit Kapitaldeckung, wie es in der Lebens- und Privaten Krankenversicherung praktiziert wird, sowohl volkswirtschaftlich als auch für die Versicherten das günstigere Finanzierungsverfahren. Anders ausgedrückt: Wenn wir schon ein geringes oder sogar negatives Bevölkerungswachstum und eine stagnierende Produktivität haben, dann sollten wir zur Rettung der Sozialversicherungssysteme im Allgemeinen und der Gesetzlichen Krankenversicherung im Besonderen auf ein hohes qualitatives Wachstum, d.h. die Produktivität erhöhendes Humankapital hinwirken und in der Sozialversicherung Kapital akkumulieren.

Die Aaron-Bedingung gibt auch eine Antwort auf die viel diskutierte Frage, ob wir durch Zuwanderung die Sozialversicherung retten können. Zuwanderung erhöht die Bevölkerungswachstumsrate. Aber erhöht sie auch die Produktivität? Dies gilt nur dann, wenn Erwerbsfähige zuwandern, die eine höhere Durchschnittsproduktivität haben als die inländische Bevölkerung. Hier sind Zweifel anzumelden. Dies ist leicht einzusehen: Wandert jemand zu, der relativ geringe oder – weil er arbeitslos ist – gar keine Krankenkassenbeiträge zahlt, aber gleichzeitig für sich und seine mitversicherten Familienangehörigen die vollen Leistungen der Krankenversicherung in Anspruch nimmt, ist das aus Sicht der Krankenkasse ein „schlechtes Geschäft“ und erhöht deren Defizit.

Zudem finden Zuwanderer oft keine Arbeit, weil deren Loherwartungen über deren Produktivität liegen. Wohlgemerkt, es gibt nicht zu wenige Arbeitsplätze für diese Qualifikationsstufen, sondern die Lohnerwartungen sind zu hoch im Vergleich zu der Wertschöpfung der Arbeitskräfte. Warum die Lohnerwartungen zu hoch sind, hat viele Gründe. Hauptgrund ist aber das System der Sozialhilfe, das Anreize gibt, lieber auf Arbeit zu verzichten, wenn der Arbeitslohn nicht hoch genug ist.

Die Produktionsmöglichkeiten ändern sich aufgrund des technischen Fortschritts. Vor allem haben wir in der Medizin einen enormen technischen Fortschritt zu verzeichnen. Er ermöglicht es, Krankheiten, die früher als unheilbar galten, zu heilen und kranken Menschen eine höhere Lebensqualität und eine gestiegene Lebenserwartung zu verschaffen. Doch das verursacht zusätzliche Kosten, die finanziert werden müssen. Als Erfahrungswert gilt, dass der medizin-technische Fortschritt zu Kostensteigerungen bei sonst gleichen Bedingungen von rund 1,5 % p.a. über der Inflationsrate führt (vgl. hierzu auch die Berechnungen von Reinhardt 2002 und Breyer/Ulrich 1999). Krankenkassenbeiträge müssen somit real um 1,5 % jährlich steigen. Will man die Krankenkassenbeiträge konstant halten, so wird man um Leistungskürzungen und erhöhte Selbstbeteiligung nicht herum kommen.

Natürlich sind auch Änderungen der Präferenzen der Bevölkerungen festzustellen: Lifestyle-Produkte haben Konjunktur, und die Erhöhung der Lebensqualität, nicht nur die medizinisch einwandfreie Versorgung der Kranken, wird zum zentralen Ziel erklärt. Die Krankenversicherung fördert das Verhalten, dass kein Aufwand zu groß ist, um im Krankheitsfall Lebensqualität zu erhöhen und zu sichern. Gleichzeitig wird dieser hohe Aufwand zum Sargnagel für die Krankenversicherung.

So bedrohlich die aufgezeigten Trends und die daraus resultierenden Zukunftsfragen für das Gesundheitswesen sind, so beruhigend ist die Botschaft der Ökonomen, dass es Lösungen gibt. Ausgangspunkt der ökonomischen Analyse ist die Annahme, dass Menschen vor allem ihren Eigennutzen im Sinn haben. So werden Patienten das System ausbeuten, wenn die Leistungen für sie kostenlos sind; Ärzte werden Nachfrage nach ihren eigenen Leistungen schaffen, wenn sie nach Einzelleistungen honoriert werden; Krankenhäuser maximieren Liegezeiten, wenn sie nach Liegetagen bezahlt werden; und Heil-, Hilfs-, und Arzneimittelhersteller fordern Premiumpreise, wenn Verschreibungen kostenlos sind.

Da dies so ist, müssen die Rahmenbedingungen so geändert werden, dass der individuelle Egoismus der Menschen dazu führt, dass auch kollektiv das Beste herauskommt: ein Gesundheitswesen, in dem alle Bürger unabhängig von ihrem Einkommen und Vermögen nach modernen medizinischen Standards versorgt werden, falls sie krank sind, das aber auch finanzierbar bleibt und nicht zu einer Wachstumsbremse und einem Jobkiller wird.

III. Wie reagiert der Staat auf die Zukunftsfragen?

Bevor wir analysieren, wo die Leuchttürme stehen, die den Weg weisen, soll kurz beschrieben werden, wie der Staat in der Regel auf die beunruhigenden Veränderungen reagiert. Die politischen Entscheidungsträger in unserem Lande haben die Notwendigkeiten von Strukturveränderungen und grundlegenden Reformen seit langem erkannt. Nie wurde so viel über Reformen gesprochen wie heute (strategisches Problem). Auch werden die politischen Entscheidungsträger durch steigende Beitragssätze alarmiert, die sowohl Arbeitgeber als Träger der Lohnnebenkosten sowie Erwerbstätige und Rentner als Träger des Versichertenanteils an den Beiträgen zu Protesten veranlassen. So stehen dann schließlich Maßnahmen im Vordergrund, die dazu geeignet sind oder aber zumindest geeignet erscheinen, die Beitragssätze kurzfristig zu stabilisieren (operatives Problem).

Entsprechend handelt die Regierung mit einer Serie regulativer Eingriffe, was an folgender Liste bedeutender Gesetze deutlich wird:

1977 Krankenversicherungs-Kostendämpfungsgesetz (KVKG)
1982 Krankenversicherungsergänzungsgesetz (KVEG)
1989 Gesundheits-Reformgesetz (GRG)
1993 Gesundheitsstrukturgesetz (GSG)
1996 Beitragsentlastungsgesetz (BeitrEntlG)
1997 1. und 2. GKV-Neuordnungsgesetz (1. NOG, 2. NOG)
1998 GKV-Solidaritätsstärkungsgesetz (GKV-SolG)
2000 GKV-Gesundheitsreformgesetz (GKV-GRG)
2001 Arzneimittelbudget-Ablösegesetz (ABAG)
2002 Fallpauschalengesetz (FPG)
2004 Gesundheitsmodernisierungsgesetz (GMG)

Daneben gab es jährlich eine Vielzahl für das Gesamtsystem weniger bedeutsame Gesetze, die Einzelaspekte, wie z.B. die Ausbildung von Angehörigen von Heilberufen, betreffen sowie eine große Zahl an Verordnungen.

Abb. 3: Beitragsentwicklung zur Sozialversicherung

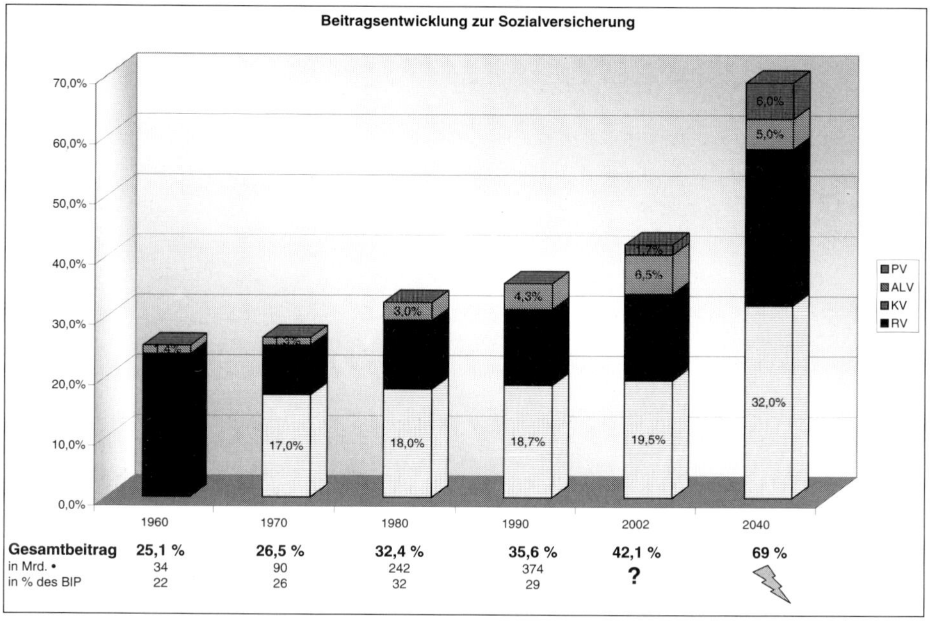

Quelle: Statistisches Bundesamt und eigene Berechnungen

Überblickt man die große Zahl der Gesetze in dem letzten Vierteljahrhundert, so fallen einige Punkte auf:

1. Der Ideenreichtum des Gesetzgebers im Erfinden immer neuer Namen für Gesetze ist unerschöpflich, aber es geht immer um das gleiche Ziel: Beitragsstabilität (§ 75 SGB V).
2. Strategische Elemente – wie der Kassenwettbewerb – sind in den Gesetzen enthalten, doch dominiert das operative Ziel: Ausgaben senken, Beitragssatz stabilisieren.

3. Die Gesetze enthalten in der Regel zwei Elemente: mehr staatliche Regulierung und mehr Wahlfreiheit. Ein klares Bekenntnis zu Staat oder Markt wagt keine Regierung.
4. Keines der Gesetze gibt eine befriedigende Antwort auf die Zukunftsfragen des Gesundheitssystems.
5. Ökonomische Zusammenhänge werden grundsätzlich nicht beachtet.

Der letzte Punkt bedarf ggf. der Erläuterung. Menschen und Institutionen reagieren in ihrem Verhalten auf Änderungen der Rahmenbedingungen. Wer Sekundärwirkungen einer Veränderung nicht berücksichtigt, wird von den „Nebenwirkungen" der Reformgesetze überrascht bleiben. Hierzu zwei Beispiele:

Im Jahr 1993 wurde das Arzneimittelbudget in Deutschland eingeführt. Ärzte, die im Kollektiv mehr als einen bestimmten Umsatz an Arzneimitteln verschreiben, laufen Gefahr, mit einer Wirtschaftlichkeitsprüfung behelligt zu werden. Wie sich zeigte, sank der Umsatz der verschriebenen Arzneimittel im ersten Jahr der Einführung. Gleichzeitig erhöhten sich aber die Krankenhauseinweisungen – vor allem bei den Patientengruppen, die sehr Arzneimittel-intensive Therapien benötigen (Schulenburg/Schöffski 1994, S. 45–81). Zwischenzeitlich ist das Budget wieder abgeschafft und durch ein Richtgrößensystem ersetzt worden, dessen Sekundärwirkungen ebenfalls unterschätzt werden.

Im Jahr 1997 wurden den Gesetzlichen Krankenkassen die Möglichkeit zu integrierten Versorgungsvorhaben gewährt, mit der Begründung, dass diese in der Versorgungsqualität besser und kostengünstiger seien (§§ 63 ff SGBV: Modellvorhaben, § 73a SGB V: Strukturverträge). Wenig passierte, denn weder die Krankenkassen noch die Ärzteschaft hatten Interesse an diesen Modellen. Im Gegenteil: laufende Modellvorhaben wurden mit der Begründung wieder eingestellt: „Wenn unsere Krankenkasse ein bei den Patienten beliebtes Versorgungsmodell hat, dann kommen alle chronischen Kranken zu uns, und wir bekommen eine ungünstige Morbiditätsstruktur". Ob diese These stimmt, wurde – wie im Gesundheitswesen üblich – empirisch nie überprüft. Zudem ergab sich, dass die Ausgaben nicht geringer wurden, da gut geführte Patienten nach den innovativsten aber auch teuersten Medikamenten verlangen. Der Gesetzgeber reagierte mit dem Ende 1999 ins Sozialgesetzbuch V eingeführten § 140, der die Gründung von integrierten Versorgungsformen vorschreibt. Da wiederum nichts passierte, hat nun der Gesetzgeber mit dem GKV-Modernisierungsgesetz, welches zum 1.1.2004 in Kraft getreten ist, viele Einzelvorschriften und ein gesondertes Budget für die integrierte Versorgung erlassen, in dem er die §§ 65 a, 129 Abs. 5 a und 5b, 140 a und 140 d SGB V geändert bzw. ergänzt hat. Wiederum wurden Sekundärwirkungen der Regelungen nicht beachtet, so dass Frau Schmidt schon ein GKV-Modernisierungsänderungsgesetz ausarbeiten lässt.

Immer wieder wird der gleiche Fehler begangen: Es werden einfache ökonomische Wahrheiten nicht beachtet, dass jeder Akteur in der Wirtschaft im Allgemeinen und im Gesundheitswesen im Besonderen seinen Eigennutz verfolgt und deshalb auf eine Änderung der finanziellen Rahmenbedingungen mit Verhaltensänderungen reagiert. Z.B. schätzte das Bundesministerium für Gesundheit und soziale Sicherung im letzten Jahr, durch die geplante Erhöhung der Tabaksteuer eine zusätzliche Finanzierung der Krankenversicherung in Höhe von 6,5 Mrd. € durch Steuermehreinnahmen. Die Berechnungen gingen von einem unveränderten Zigarettenkonsum aus. Empirische Erfahrungen zeigen jedoch, dass man sich bei der Tabaksteuer schon auf der Höhe der Laffer-Kurve befindet: D.h., eine Erhöhung des Steuersatzes führt zu einer erheblichen Verminderung des Tabakkonsums, so dass zu erwarten ist, dass das Steueraufkommen fast stagniert.

IV. Wo sind die Leuchttürme für eine Gesundheitspolitik der ökonomischen Vernunft?

Um Lösungen oder Konzepte zur Schaffung eines funktionierenden und bezahlbaren Gesundheitswesens und Leuchttürme für ein umfassendes strukturelles Reformprogramm zu schaffen, sollte man sich der Grundprinzipien der ärztlichen Kunst und der Forderungen des Arzneimittelgesetzes bedienen.

Eine ärztliche Behandlung besteht aus den Phasen Anamnese, Diagnose, Therapie und Nachsorge. Wie gute Ärzte wissen, ist eine sorgfältige Anamnese der Schlüssel zum Erfolg. Die Krankengeschichte des Gesundheitswesens zeigt deutlich, dass die Misere der niedrigen Qualität und der Ineffizienz nicht von der Alterung oder dem medizin-technischen Fortschritt kommt, sondern von verfehlten, komplizierten und völlig verkrusteten Anreizstrukturen, fehlendem und fehl gelenktem Wettbewerb und einer über Jahrzehnte gezüchteten Nulltarifmentalität: Die Leistungen sind kostenlos und haben daher keinen Wert. Außerdem orientiert sich das

Finanzierungssystem an Vorstellungen über die Sozialstruktur von vor hundert Jahren. Die mit diesen Erkenntnissen eingeleitete Diagnose ist jedoch nicht ohne eine saubere Analyse und empirische Erforschung der Wirkungszusammenhänge zu leisten. Es ist bezeichnend für die heutige gesundheitspolitische Diskussion, dass sie dominiert wird von Behauptungen und Vorschlägen von „Experten", die viel zu oft jeder empirischen Grundlage entbehren.

Die Therapie ist so auszuwählen, dass sie unter den möglichen Alternativen am besten dem Patienten hilft. Dabei sind Kompromisse häufig die schlechtesten Lösungen. Das sieht man an folgendem Beispiel: Wenn einer von drei Ärzten bei einem Arterienverschluss bei einem Patienten eine Operation, der andere eine konservative medikamentöse (z.B. Lyse) und der dritte eine interventionelle Behandlung (z.B. PTCA) vorschlägt, so muss man sich entscheiden. Das schlechteste ist, ein bisschen zu operieren, ein wenig Medikamente zu verabreichen und einen halben interventionellen Eingriff durchzuführen. Die meisten Gesetze sind genau so faule Kompromisse zwischen verschiedenen politischen Lagern und Interessengruppen.

Wichtig ist bei jeder Maßnahme die Nachsorge. Sie sollte vor allem eine kritische Bewertung des Erreichten und des Nicht-Erreichten oder Versäumten umfassen. Diese Evaluation unterbleibt jedoch häufig, weil sie ja auch ein vernichtendes Urteil über die Qualität der Gesetze hervorbringen könnte.

Diese Überlegungen vorausgeschickt, werden wir im Folgenden die Eckpunkte einer Reform des Krankenversicherungssystems darlegen, die der ökonomischen Vernunft folgt, sozialpolitische Grundwerte unserer Gesellschaft anerkennt und interessanterweise weit mehr als die Hälfte der Paragraphen des Sozialgesetzbuches überflüssig machen würde und die restlichen auf ein Viertel des jetzigen Textes zusammenschrumpfen ließe.

1. Versicherungspflicht für alle

Anamnese: Es gibt eine seit Jahrzehnten laufende Diskussion, wo die Grenze zwischen GKV und PKV zu ziehen ist und inwieweit innerhalb der GKV, innerhalb der PKV und zwischen GKV und PKV Wettbewerb zugelassen werden sollte und wie dieser zu gestalten ist. Immer wieder hat der Gesetzgeber die Regeln verändert, was aber keineswegs die Diskussion beendet hat.

Diagnose: Die meisten Menschen in Deutschland sind so wohlhabend und so gebildet, dass sie selber darüber entscheiden könnten, auf welche Weise und in welchem Umfang sie sich vor den Kosten einer Krankheit schützen. Dennoch gibt es in der Krankenversicherung eine Pflichtversicherungsgrenze von 3.862 € (2004), die fast 80 % der Bevölkerung der Versicherungspflicht unterwirft. Auf der anderen Seite gilt keine Pflichtversicherung für Selbstständige mit niedrigem Einkommen. Auch führt die Versicherungspflichtgrenze zu offensichtlichen Ungereimtheiten: Z.B. muss ein Ehepaar, bei dem beide Ehepartner 3.700 €, also zusammen 7.400 € pro Monat als Angestellte verdienen, sich in der GKV versichern, während ein Selbstständiger mit einem monatlichen Gewinn von 3.000 € und ein Ehepaar, bei dem nur ein Ehepartner arbeitet und 4.000 € verdient, frei in der Wahl der Absicherung für den Krankheitsfall sind. Diese unterschiedliche Behandlung ist weder mit sozialpolitischen noch mit ökonomischen oder distributiven Argumenten begründbar.

Therapie: Es sollte, um ein klares System zu schaffen, entweder die Versicherungspflichtgrenze ganz abgeschafft oder die Versicherungspflicht für alle Bürger eingeführt werden. Letzteres wird hier vorgeschlagen, da eine finanzielle Absicherung im Krankheitsfall zu den traditionellen Grundwerten der sozialen Marktwirtschaft gehört, und das Monatseinkommen kein überzeugender Indikator für den dauerhaften Wohlstand eines Bürgers ist. Die administrative Umsetzung ist dann analog zur Kraftfahrzeughaftpflichtversicherung, für die auch nach dem Pflichtversicherungsgesetz für Kfz.-Halter eine Versicherungspflicht besteht (vgl. Pflichtversicherungsgesetz PflVersG), wie folgt vorzunehmen: Jeder Bürger muss einen Nachweis eines Versicherungsvertrages bei einem Versicherer (egal ob gesetzliche oder private Krankenkasse) nachweisen. Es ist gesetzlich festzulegen, was im Rahmen der Versicherungspflicht an Leistungen von Seiten des Versicherers zu erbringen ist. Als Gegenstück zur Versicherungspflicht gilt der Kontrahierungszwang für alle Krankenversicherer (analog zu § 5 PflVersG). Wer seiner Versicherungspflicht nicht nachkommt, erhält eine Ordnungsstrafe und wird zwangsversichert (wie bei Sozialhilfeempfängern derzeit auch schon eine Zuweisung zu einer Kasse erfolgt).

Wer die Kriterien der „sozialen Bedürftigkeit" erfüllt, kann einen Antrag auf einen Zuschuss zur Krankenversicherungsprämie stellen, der – wie unter Punkt 9 genauer erklärt – durch einen Unterstützungsfond aller

Krankenversicherungen finanziert wird (analog zum Entschädigungsfond nach § 12 PflVersG).

Nachsorge: Eine gemeinsame Institution der Verbände der Krankenkassen und Krankenversicherer und des Bundesversicherungsamt sammelt Daten zum Versicherungsschutz der Bevölkerung, stattet jährlich einen Bericht ab und macht Vorschläge zur Weiterentwicklung des Systems.

2. Wettbewerb auf allen Ebenen

Diagnose: Im heutigen Gesundheitssystem gibt es wenig Wettbewerb und viele Beschränkungen der Vertragsfreiheit. Und da, wo Wettbewerb herrscht – wie z.B. zwischen den Gesetzlichen Krankenkassen –, ist er so reglementiert, dass er nicht zu mehr Effizienz und Kundenorientierung beiträgt. Der Krankenkassenwettbewerb hat nicht funktioniert, da der Arbeitgeberzuschuss dazu führte, dass die Ersparnisse eines Kassenwechsels nicht voll dem Versicherten zugute kamen und die Einkommensabhängigkeit der Beiträge eine erhebliche Wettbewerbsverzerrung verursacht hat. Diese konnte nur durch einen zusätzlichen Regulierungsapparat – dem Risikostrukturausgleich – teilweise neutralisiert werden.

Therapie: Auf allen Ebenen muss Vertragsfreiheit soweit wie möglich umgesetzt werden, damit ein intensiver Wettbewerb zwischen Krankenkassen, Anbieterverbänden, einzelnen Leistungsanbietern und Medizinprodukten entsteht. Auch muss ein Wettbewerb um die besseren Ideen zur Lösung von Problemen und die besseren Angebote zugelassen werden. Der Grundsatz muss lauten: So viel Wettbewerb wie möglich und so wenig Regulierung wie nötig! Auch muss vollständige Freiheit zwischen den Vertragspartnern bestehen, die Form der Honorierung von Arzt- und Krankenhausleistungen und die Preise von Arzneimitteln und Hilfsmitteln frei auszuhandeln (vgl. Schulenburg 1982).

In diesem Zusammenhang wird häufig eine Abschaffung der Kassenärztlichen Vereinigungen vorgeschlagen. Dabei wird übersehen, dass die Kassenärztlichen Vereinigungen ihre vielfältigen Aufgaben – beginnend mit der Erteilung der Lizenz zur Ausübung der Tätigkeit eines Vertragsarztes, über die Verhandlung von Gesamtvergütungen als auch die Verteilung der Honorarsumme – auch und gerade zum Wohle der Krankenkassen und ihrer Versicherten wahrgenommen haben. Deswegen wird nicht für eine Abschaffung, sondern für eine Neuorientierung der Kassenärztlichen Vereinigungen plädiert. Zur Förderung von Wettbewerb und Vertragsfreiheit werden – wie z.T. schon oben erwähnt – die staatlichen Gebührenordnungen, die Krankenhausbedarfsplanung, die duale Krankenhausfinanzierung, der Sicherstellungsauftrag, die Pflichtversicherungsgrenze, der Arbeitgeberzuschuss, die diversen Preisregulierungen, die Verbote zu Neugründungen von Krankenkassen und die Vorschriften für die Organisation der Selbstverwaltung abgeschafft.

Nachsorge: Die Entwicklung einer Marktordnung für den Bereich der Gesundheitsleistungen und des Krankenversicherungsmarktes unter Einbeziehung aller Anbieter (gesetzliche wie private Krankenversicherer) ist eine Aufgabe, die nicht auf einen Schlag vollzogen und umgesetzt werden kann. Auch die Neuorientierung der Kassenärztlichen Vereinigungen in einem System mit Vertragsfreiheit bedarf einer sorgsamen Analyse und Überwachung. Diese Aufgabe ist von der Regierung zu organisieren, wobei der Sachverstand von Ökonomen und von Wettbewerbsspezialisten genutzt werden muss.

3. Zusammenlegung komplementärer Sozialversicherungen

Anamnese: Trotz der schrittweisen Überführung der verschiedenen Gesetze und großer Teile der Reichsversicherungsordnung in die Sozialgesetzbücher ist ein unübersichtlicher Verhau an Gesetzen entstanden, die das Gesundheitswesen regulieren. Das GMG beinhaltet allein die Änderung von 35 Einzelgesetzen.

Diagnose: Die Systeme der Sozialen Sicherung sind z.T. nicht gut aufeinander abgestimmt. Verschwendung, Koordinationsaufwand, Abgrenzungsschwierigkeiten und bürokratischer Aufwand und Verunsicherung der Betroffenen aufgrund von Inkonsistenzen sind die Folge. Zum Teil werden auch gleiche Gesundheitsleistungen von verschiedenen Sozialversicherern unterschiedlich entlohnt. Dies gilt insbesondere in der Zusammenwirkung der Kranken-, Pflege- und Unfallversicherung.

Therapie: Die Kranken- und Pflegeversicherung wird zusammengelegt. Außerdem werden die Leistungen der Unfallversicherung für medizinische Versorgung in die Kranken/Pflegeversicherung integriert. Konkret bedeutet das die Zusammenlegung der Sozialgesetzbücher V und XI und die Integration von SGB VII, §§ 27 bis 34. Jeder Versicherer – auch die privaten Krankenversicherer, die Verträge im Rahmen der Versicherungspflicht anbieten – hat seinen Versicherten eine integrierte Kranken-/Pflege-/Unfallversicherung anzubieten.

Nachsorge: Um das Regelungswerk der neu geschaffenen Kranken-/Pflege-/ Unfallversicherung übersichtlich und auf das Notwendige beschränkt zu halten, erhält eine Kommission, bestehend aus Sozialrechtlern, Sozialrichtern und Wissenschaftlern, den Auftrag, das Sozialgesetzbuch ständig dahingehend zu überprüfen, wie es vereinfacht und klarer gestaltet werden kann.

4. Klare Regelungen der Kompetenzen, der Finanzierung und der Institutionen

Anamnese: Da – wie es der Sozialrechtler Schnapp formuliert – der Gesetzgeber es verlernt hat, in die Gesetze das hinein zuschreiben, was er will, müssen häufig erst Sozialgerichte klären, wie denn einzelne Paragraphen zu deuten sind. Nach vielen Jahren, wenn die Verfahren durch die Instanzen gewandert sind und häufig die Paragraphen längst revidiert sind, wird dann höchstrichterlich festgelegt, was der Gesetzgeber eigentlich gemeint hat. Ein Beispiel ist das Psychotherapeutengesetz, das zwar vorschreibt, dass die Psychotherapeuten nun Teil der kassenärztlichen Versorgung sind, aber nicht daraus hervorgeht, wer denn für deren Leistungen zu bezahlen hat, die Kassen, die Kassenärztlichen Vereinigungen oder beide (der Gesetzgeber hatte einen Mindestpunktwert vorgeschrieben, nicht aber genau gesagt, wer die Stützung des Punktwertes zu finanzieren hat). Gute Gedanken in Gesetze gegossen, werden deshalb auch gar nicht erst umgesetzt. ‚Leichen' pflastern den Weg der Gesundheitspolitik. Zu denken ist an das Gesetz zur Einführung des Wohnortprinzips von 2002 sowie die § 63 ff (Modellvorhaben), § 65a (Hausarztbonus), § 65 b (Stärkung der Beratung), § 73a (Strukturverträge) und §§ 140 a ff SGB V (Integrierte Versorgung). Diese viel gepriesenen Reformvorhaben stellten sich genauso als Flop heraus, wie es die Disease-Management-Programme im Rahmen des Risikostrukturausgleichs wahrscheinlich sein werden.

Diagnose: Die handwerkliche Qualität vieler Gesetze und Verordnungen ist mangelhaft. Zudem erzeugen sie eine große Rechtsunsicherheit und lassen Klarheit und Transparenz vermissen. Beispiele sind die Vorschriften im GMG zu der Ausnahme chronisch Kranker von der Zuzahlungspflicht, zur Belastungsgrenze und zu den Festbetragsgruppen für patentgeschützte Arzneimittel. Auch besteht im bundesdeutschen Gesundheitswesen ein Kompetenzwirrwarr – nicht nur zwischen den Sozialversicherungsträgern, aber auch zwischen den staatlichen Institutionen. So wird beispielsweise ein PKV-Unternehmen von einer anderen Aufsichtsbehörde überwacht (BAFin), wie eine Ersatzkasse (BVA) und diese wiederum von einer anderen Behörde wie eine Ortskrankenkasse (Landessozialministerium). Die Aufsichtsbehörden geben Direktiven, die sich nicht nur untereinander differieren, sondern auch noch den Gesetzesinterpretationen des Bundessozialministeriums widersprechen. Dies ist z.B. bei der Anwendung der Bonusregelung, der Erlassung von Selbstbeteiligungen, der Umsetzung des Psychotherapeutengesetzes und Gesetzes zum Wohnortprinzip geschehen.

Therapie: Bei der Formulierung von Gesetzen sollte der Gesetzgeber die Standards anwenden, die er im Arzneimittelgesetz als „drei Hürden für die Arzneimittelzulassung" vorgeschrieben hat: Qualität, Wirksamkeit und Sicherheit.

Die derzeitige Flut von Gesetzen verwirrt und verunsichert nicht nur die Betroffenen, sondern führt auch zu einer mangelhaften Qualität. Dabei ist bei der Begründung der erlassenen Vorschriften die Wirksamkeit nachzuweisen. Bei Arzneimitteln wird diese durch empirische Studien (klinische Studien) festgestellt. Der Gesetzgeber operiert hingegen mit Absichtserklärungen und nicht belegten Hypothesen. So verwundert es nicht, dass es wohl ebenso viele Kostendämpfungsgesetze gibt, nach denen die Ausgaben der Krankenkassen stiegen, wie solche, nach denen sie fielen. Außerdem passen sich Menschen, Unternehmen und Institutionen an neue regulative Rahmen sehr schnell an, so dass auch der Gesetzgeber immer analysieren muss, welche Sekundärwirkungen von neuen Regulierungen ausgehen. Ein Gesetz muss auf seine Nebenwirkungen hin überprüft werden. Der Risikostrukturausgleich zum Beispiel hat nicht eben den Wettbewerb zwischen den Krankenkassen erhöht, sondern allen deutlich gemacht, dass der, der am lautesten schreit, eine Reform des gesetzlichen Rahmens zu seinen Gunsten erreicht.

Nachsorge: Jedes Gesetz muss in seinen Wirkungen und Nebenwirkungen evaluiert werden. Der Evaluationsbericht muss veröffentlicht werden. Geschieht dies nicht, verliert ein Gesetz nach drei Jahren automatisch seine Gültigkeit.

5. Selbstbeteiligung auf alle Versicherungsleistungen

Anamnese: Ein großer Teil der Ausweitung der Ausgaben und des gedankenlosen Umgangs mit den knappen Ressourcen im Gesundheitswesen liegt daran, dass die Menschen Gesundheitsleistungen zum Nulltarif erhalten.

Diagnose: Um den Wert von Gesundheitsleistungen für den Bürger zu verdeutlichen, muss er an den Kosten dieser Leistungen beteiligt werden. Die ökonomische Theorie lehrt, dass bei gleicher monetärer Belastung der Versicherten eine proportionale Beteiligung der Versicherten an den von ihnen verursachten Kosten wirkungsvoller darin ist, die Effizienz des Mitteleinsatzes zu erhöhen, als pauschale Gebühren oder nur auf einzelne Leistungsgruppen beschränkte Selbstbeteiligungen (führen zu Substitutionseffekten). Noch besser wirkt ein Indemnitätstarif, der aber relativ schwierig zu vermitteln ist. Empirische Untersuchungen zeigen eindrucksvoll, dass Selbstbeteiligungen die Nachfrage nach Gesundheitsleistungen nachhaltig einschränken und ein wirkungsvolles Mittel gegen die so genannte angebotsinduzierte Nachfrage der Leistungserbringung sind. Analysen lassen vermuten, dass eine 10 %ige Selbstbeteiligung die Ausgaben der Krankenversicherung um 19 % senkt: 10 % aufgrund der Selbstbeteiligung selbst und 9 % aufgrund der Nachfragereduktion. In eindrucksvollen ökonomischen Untersuchungen ist belegt worden, dass Selbstbeteiligungen den effizienten Einsatz der knappen Ressourcen, die intergenerative Ungerechtigkeit, die regionale Ungleichverteilung von Gesundheitsleistungsanbietern und die angebotsinduzierte Nachfrage verbessern (vgl. Schulenburg 1987).

Therapie: Es wird eine 15 %ige Selbstbeteiligung auf alle Gesundheitsleistungen im Leistungskatalog von Krankenversicherungen eingeführt. Die Vielzahl der derzeit geltenden Selbstbeteiligungsregelungen und Ausnahmetatbestände wird gleichzeitig abgeschafft. Die Selbstbeteiligungszahlungen, die ein Versicherter im Laufe eines Jahres zu tätigen hat, werden auf einen individuellen maximalen Geldbetrag beschränkt. Hier wird ein Dreizehntel des Prokopffamilieneinkommens (Gesamteinkommen der Familie aus allen Einkunftsarten geteilt durch die Zahl der davon lebenden Familienangehörigen) vorgeschlagen.

Nachsorge: Im Rahmen einer wissenschaftlichen Evaluation werden die ökonomischen, sozialen, distributiven und medizinischen Wirkungen der Regelung untersucht und ggf. Anpassungen des Satzes und des Maximalbetrages vorgeschlagen. Dies ist notwendig, da sowohl der Selbstbeteiligungssatz als auch der Maximalbetrag gegriffene Größen sind.

6. Definition eines Mindestleistungskatalogs

Anamnese: Seit Jahren wird eine Begrenzung und Neudefinition des Leistungskataloges der gesetzlichen Krankenversicherung diskutiert. Angesichts der Vorgaben des Sozialgesetzbuches, dass Leistungen und die Bezahlung der Leistungen den Kriterien der Notwendigkeit, Wirtschaftlichkeit, medizinischen Wirksamkeit und dem Primat der Beitragssatzstabilität zu genügen haben, schien es bislang nicht möglich, abzugrenzen, was Teil der Leistungen im Rahmen der Versicherungspflicht und der eigenen Vorsorge vorbehalten sein sollte. Auch der Bundesausschuss der Ärzte und Krankenkassen (seit 1.1.2004 Gemeinsamer Bundesausschuss) konnte in der Vergangenheit diese Aufgabe angesichts der gesetzlichen Vorgaben und der bestehenden Interessenunterschiede aller Beteiligten nicht befriedigend lösen.

Therapie: Für den Bereich der Versicherungspflicht wird ein Katalog von Leistungen gesetzlich definiert, die von den Krankenkassen abzüglich der Selbstbeteiligungen zu erbringen sind. Dieser Katalog entspricht weitgehend dem derzeitigen Leistungskatalog der gesetzlichen Kranken-, Pflege- und Unfallversicherung. Ausgenommen werden jedoch die zahnärztlichen Behandlungen und der Zahnersatz, Krankengeld, Sterbegeld und Leistungen, die in einer Negativliste festgehalten werden. Über den Pflichtleistungskatalog hinaus können Krankenversicherer zusätzliche Leistungen anbieten oder die Gewährung von bestimmten Leistungen an Bedingungen knüpfen, wie z.B. die Inanspruchnahme von Leistungen von bestimmten Leistungserbringern oder der Teilnahme an einem Disease-Management-Programm (vgl. zur Bewertung medizinischer Leistungen Schulenburg/ Greiner 1999).

Nachsorge: Es wird ein Institut zur Definition des Pflichtleistungskatalogs eingerichtet. Träger des Institutes sind alle Krankenversicherer, die Verträge im Rahmen der Versicherungspflicht anbieten. Erstattet werden nur ärztliche Leistungen und Arzneimittel, die durch ein Institut als genügend wirksam und wirtschaftlich eingestuft worden sind. Hierzu sind ‚Health Technology Assessment' und ökonomische Evaluationsstudien zu erstellen. Alle im Rahmen dieser Evaluationen gesammelten Erkenntnisse sind in einer nationalen Datenbank festzuhalten.

7. Abschaffung des Arbeitgeberbeitrages

Anamnese: Die steigenden Beiträge zur Krankenversicherung führen automatisch zu einer Erhöhung der Lohnnebenkosten der Unternehmen und damit zu einer Schwächung der internationalen Wettbewerbsfähigkeit der deutschen Unternehmen. Sowohl die unterschiedliche Behandlung der Angestellten und Arbeiter sowie der Beamten und Selbstständigen wird kritisiert, ebenso das alleinige Heranziehen des Einkommens aus unselbstständiger Arbeit zur Finanzierung der Gesetzlichen Kranken- und Pflegeversicherung.

Therapie: Der Arbeitgeberbeitrag zur Krankenversicherung wird abgeschafft. Die unselbstständig Beschäftigten erhalten eine Lohnerhöhung in Höhe der Hälfte der durchschnittlichen Beiträge der Krankenversicherer. Beamte und Pensionäre erhalten eine Erhöhung der Bezüge um die durchschnittliche Höhe der bisher gezahlten Beihilfe.

Nachsorge: Das Problem gilt als dauerhaft gelöst. Zu beachten ist, dass sich die Lohnspreizung verringert, da die Lohnerhöhung in den unteren Einkommensbereichen höher ist als in den oberen.

8. Finanzierung der Krankenversicherer: Fixbeiträge und partielle Kapitaldeckung

Anamnese: Die Einkommensabhängigkeit der Krankenkassen hat in der Vergangenheit eine Vielzahl von Problemen erzeugt, wie zum Beispiel die Unmöglichkeit eines Kassenwettbewerbs bei Fehlen eines administrativ sehr aufwendigen Risikostrukturausgleichs.

Diagnose: Die umlagefinanzierte Krankenversicherung läuft in eine demographische Falle, da die starken Geburtenjahrgänge der 60er Jahre nicht genügend Nachkommen haben. Dies führt nicht nur bei unverändertem Leistungskatalog zu inakzeptabel ansteigenden Beitragssätzen, sondern auch zu intergenerativen Ungerechtigkeiten.

Therapie: Die Beiträge zur Krankenversicherung sind in Euro zu definieren. Die Krankenversicherer können die Beiträge nach Geschlecht, Alter, Eintrittsalter, Zugehörigkeit zur Krankenversicherung und dem angebotenen Versicherungsleistungskatalog differenzieren. Dieses Konzept wird auch derzeit unter dem Begriff Kopfpauschale oder Schweizer Modell diskutiert. Die Beiträge sind so zu kalkulieren, dass sich ein Kapitalstock bildet. Dafür wird vorgeschrieben, dass die Ausgaben der Gesetzlichen

Krankenversicherer um 5 % jedes Jahr geringer sein müssen als deren Einnahmen, so dass sich sukzessive ein Kapitalstock bildet, der durch seine Verzinsung zur Finanzierung beiträgt. Es ist intendiert, dass vor allem die „Baby-Boomer" zur Finanzierung des Kapitalstocks beitragen, da sie derzeit noch in der Mitte des Arbeitslebens stehen, aber in 20 Jahren die Rentnerquote extrem anheben werden.

Nachsorge: In Zukunft werden alle Krankenversicherer von einer gemeinsamen Abteilung des Bundesaufsichtsamtes für Finanzdienstleistungen und des Bundesversicherungsamtes beaufsichtigt, die auch die Prämien-/Beitragsberechnung und Entwicklung überwacht. Auch überwacht sie die Einhaltung der Leistungspflicht der Versicherer und die Einhaltung des Kontrahierungszwanges sowie die Kapitalbildung und die Kapitalanlagenpolitik (wie es derzeit schon bei der PKV der Fall ist). Zu einem späteren Zeitpunkt kann das Informationssystem über die geleisteten Krankenkassenbeiträge und von der Krankenkasse bezahlten Leistungen zu einem ‚MediSave-Programm' à la Singapur ausgebaut werden. Wer mit seinen Ausgaben sorgsam umgegangen ist, erhält einen Bonus.

9. Finanzierung der Beiträge von Personen mit niedrigem Einkommen oder Vermögen

Anamnese: Unselbstständig Beschäftigte mit niedrigem Einkommen sowie Sozialhilfeempfänger, Arbeitslose und Auszubildende werden durch die derzeitigen einkommensabhängigen Beiträge unterstützt. Sie werden durch die Umstellung auf feste Beiträge zusätzlich belastet. Es muss aber sichergestellt sein, dass jeder sich den vorgeschriebenen Versicherungsschutz leisten kann.

Therapie: Wer ein Pro-Kopf-Familieneinkommen (Gesamteinkommen der Familie aus allen Einkunftsarten geteilt durch die Zahl der davon lebenden Familienangehörigen) hat, das geringer ist, als ein gesetzlich festgelegter Betrag, kann unter Vorlage entsprechender Unterlagen bei seiner Krankenkasse einen Antrag auf Übernahme eines Teils der Krankenversicherungsbeiträge stellen. Die Zuschüsse werden über eine Umlage aller Krankenversicherer finanziert, die wiederum durch fixe Zahlungen pro Versicherungsnehmer finanziert werden. Dadurch wird vermieden, dass der Steuerzahler mit der Unterstützung der Bedürftigen belastet wird und die Staatsquote und die Belastung der öffentlichen Haushalte weiter steigen. Die Krankenkassenbeiträge und -prämien bestehen somit aus drei kalkulatorischen Teilen: einem fixen Geldbetrag zur Finanzierung der Gesundheitsleistungen, einem Zuschlag für die Verwaltung und Reservebildung des Krankenversicherers und einem fixen Zuschlag, der in den Fonds zur Finanzierung der Unterstützungen der Bedürftigen fließt.

Außerdem wird der Risikostrukturausgleich abgeschafft, da er den Wettbewerb einschränkt.

Nachsorge: Es ist vom Bundesversicherungsamt das Abgabe- und Verteilungssystem zu überwachen. Der Gesetzgeber hat die Aufgabe, die Einkommensgrenze festzulegen und fortzuentwickeln, ab der das Kriterium der Bedürftigkeit gilt.

10. Schaffung von Transparenz

Anamnese: Versicherte und Patienten haben geringe Informationen über die sie betreffenden finanziellen und medizinischen Fakten. Unabhängig von den Steuerungswirkungen eines erhöhten Informationsstandes gehört es zu den Elementen eines modernen demokratischen und marktwirtschaftlichen Rechtsstaats, dass der Bürger über die ihn betreffenden Angelegenheiten ausreichende Informationen erhält.

Therapie: Der Versicherte erhält jedes Jahr einen Kontoauszug, auf dem verzeichnet ist, wie viel er in seinem Leben an Krankenkassenbeiträgen bezahlt hat und wie viel die Krankenkasse für seine Gesundheitsleistungen aufgewendet hat.

Nachsorge: Außerdem wird ein umfassendes Informationssystem über die medizinischen Behandlungsmöglichkeiten und -notwendigkeiten aufgebaut. Anders als das geplante Institut für Qualität und Wirtschaftlichkeit im Gesundheitswesen (§ 139 SGB V) soll diese Institution nicht dazu dienen, Leitlinien aufzustellen und den Leistungskatalog der Krankenversicherer zu definieren, sondern eine wirklich Beratungsstelle für die Versicherten darstellen (analog der Stiftung Warentest). Dabei werden auch Informationen über Krankenversicherer gesammelt und ausgewertet.

Soweit die Leuchttürme, die den Weg zeigen. Neben Leuchttürmen brauchen wir auch Eisbrecher, die uns den Weg bahnen. Auch hieran fehlt es in Deutschland – aber das ist eine andere Geschichte.

Literaturhinweise

Aaron, Henry (1966): The Social Insurance Paradox, Canadian Journal of Economics and Political Science 32, S. 371–374.

Breyer, Friedrich (1990): Ökonomische Theorie der Alterssicherung, München: Franz Vahlen, S. 21 ff.

Breyer, Friedrich / Ulrich, Volker (1999): Gesundheitsausgaben, Alter und medizinischer Fortschritt: eine Regressionsanalyse, Wirtschaftswissenschaftliches Diskussionspapier 1/1999, Ernst Moritz Arndt Universität Greifswald.

Deutsche Bundesbank, Monatsbericht Oktober 2003.

Grossman, Michael (1972): On the Concept of Health Capital and the Demand for Health, Journal of Political Economy 80, S. 223–255.

Reinhardt, Uwe E.(2002): Gesundheitssysteme weltweit auf dem Prüfstand, Aventis Magazin 2/2002

Schulenburg, J.-Matthias Graf von der (1982): Systeme der Honorierung ärztlicher Leistungen und ihre Allokationswirkungen, Tübingen: Mohr/Siebeck.

Schulenburg, J.-Matthias Graf von der (1987): Selbstbeteiligung, Tübingen: Mohr/Siebeck.

Schulenburg, J.-Matthias Graf von der / Greiner, Wolfgang (1999): Gesundheitsökonomie, Tübingen: Mohr/Siebeck.

Schulenburg, J.-Matthias Graf von der / Schöffski, Oliver (1994): Transformation des Gesundheitssystems im Spannungsfeld zwischen Kostendämpfung und Freiheit, in: Peter Oberender (Hrsg.), Probleme der Transformation im Gesundheitswesen, Baden-Baden: Nomos, S. 45–81.

Statistisches Bundesamt Deutschland 2003.

Finanzierung und Vergütung in der zukünftigen Krankenversorgung und Gesundheitsförderung

Klaus-Dirk Henke

I. Ausgangslage: Anhaltender Reformdruck

Die Ausgangslage ist unter Fachleuten, vor allem aber auch in der Öffentlichkeit, unstrittig. Der Reformdruck im Gesundheitswesen hält unvermindert an. Dabei fällt das deutsche Gesundheitswesen im internationalen Vergleich zunächst einmal durch seinen vergleichsweise hohen Leistungsstandard und seine umfassende Absicherung gegen die Wechselfälle des Lebens positiv auf. Es stellt noch immer für nahezu jedermann, unabhängig vom sozialen Status und vom Wohnsitz, den Zugang zu einer hochwertigen medizinischen und pflegerischen Versorgung sicher. Trotz dieser Gesamteinschätzung, und natürlich auch wegen der Ergebnisse aus Systemvergleichen, wächst die Unzufriedenheit (Henke/Schreyögg 2004; Mühlbacher et. al. 2004, WHO 2003). Der Reformdruck nimmt nicht nur zu, sondern er wird aller Voraussicht nach auch nach weiteren Gesundheitsreformgesetzen bestehen bleiben.

Die Gründe für die erforderlichen Reformen sollen zunächst noch einmal in aller Kürze und überblicksartig beschrieben und nur anhand einiger besonders neuralgischer Punkte vertieft werden (I). Um herauszufinden, warum Reformen immer nur Stückwerk sind, wird danach gefragt, wer eigentlich das Gesundheitswesen steuert (II) und welches Ziel bei idealtypischer Perspektive dabei verwirklicht werden müsste. Die Integrierte Versorgung mit ihrem Netzwerk (III) kann als Finanzierungsgegenstand angesehen werden, so dass in Abschnitt IV nach der Finanzierung und Vergütung der Gesundheitsleistungen und damit nach der Implementierung von „Managed Care Organisationen" gefragt wird. Soll eine dauerhafte Finanzierung des Gesundheitswesens sichergestellt werden, ist ein neuer Ordnungsrahmen für das Gesundheitswesen, der dieser Herausforderung genügt, unverzichtbar (V).

Bei den Bestimmungsfaktoren einer Reform lassen sich eher übergreifende Notwendigkeiten von den spezielleren und systemimmanenten Erforderlichkeiten trennen, wobei die Gründe in beiden Bereichen gleichermaßen bedeutsam sind. Zu den oft und allein im Vordergrund stehenden Faktoren zählen die demographische Herausforderung, die medizinischen Errungenschaften sowie der medizinisch-technische Fortschritt. Die zunehmende Lebenserwartung, der anhaltende Geburtenrückgang sowie der Bevölkerungsrückgang mit der Notwendigkeit einer Zuwanderung stehen dabei sicherlich im Vordergrund. Das Umlageverfahren stößt an seine Grenzen, und die Generationengerechtigkeit entwickelt sich zu einem Krieg der Generationen (Schirrmacher 2004). Eine Gewerkschaft der alten Menschen gehört zu den eher düsteren Vorstellungen in einer von weniger Wachstum und einem drohenden Produktionsausfall gekennzeichneten Volkswirtschaft, in der es schon bald mehr Alte als Arbeitskräfte geben wird (ebenda, S. 48). Hinsichtlich des medizinisch-technischen Fortschritts bedarf es neuer Anstöße, wenn verhindert werden soll, dass die dringlich erforderlichen Technologieschübe nur noch im Ausland stattfinden. Die forschende Pharmaindustrie, die Hersteller in der Medizintechnik und Molekularbiologie wandern zunehmend in das Ausland ab. Die Informationstechnologie im Gesundheitswesen und neue bildgebende Verfahren durchlaufen eine revolutionäre Entwicklung, die auch durch die Forderung nach mehr Technologieabfolgenabschätzung nicht außer Kraft gesetzt werden wird (Grönemeyer 2003).

Starker Reformdruck geht auch von einigen mehr ökonomischen Kategorien aus. Dazu gehören die chronisch defizitäre Haushaltslage der Gesetzlichen Kranken- und Pflegeversicherung bei hohen Beitragssätzen, eine zunehmende Ausgrenzung der Leistungen aus der kollektiven Verantwortung und eine Rationierung durch globale und sektorale Budgetierung. Nur wenn finanzielle Engpässe überwunden werden können, lässt sich die Rationierung, also eine verminderte Zuteilung von Gesundheitsleistungen, vermeiden. Mit der Erosion der Bemessungsgrundlage verbunden sind in einkommensabhängig finanzierten Systemen steigende Lohnkosten und die damit verbundene sinkende Wettbewerbsfähigkeit unserer Volkswirtschaft, die unter einer zu hohen Arbeitslosigkeit leidet.

Schließlich tritt als eine neue Rahmenbedingung die Freizügigkeit im europäischen Binnenmarkt hinzu und der damit hervortretende Gegensatz zwischen nationaler Sozialgesetzgebung und europaweit gültigem Wettbewerbsrecht. Der Reformdruck „von oben“ nimmt mit einer Europäisierung des nationalen Sozialrechts und einer Intensivierung des europaweiten Wettbewerbs zweifellos zu (Henke 2004).

Nicht unerwähnt dürfen im Zusammenhang mit ökonomischen Argumenten die Anreize für das Fehlverhalten von Patienten und Ärzten sowie anderer Leistungserbringer bleiben. Moral hazard, ex ante und ex post, spielt eine nicht zu unterschätzende Rolle, und adverse Selektion tritt im Zusammenhang mit der finanziellen Absicherung des Krankheitsrisikos ebenfalls bei Leistungsanbietern und Versicherungen auf. So gibt es Verhaltensweisen, die helfen, den Versicherungsfall auszulösen, und ein adverses Verhalten in Situationen, in denen der Versicherungsfall bereits eingetreten ist. Sowohl Patienten als auch Ärzte sind grundsätzlich nicht automatisch bereit, sich kostengünstig und bedarfsgerecht zu verhalten (BMF 2000, S. 69 f.). Und Leistungsanbietern und Versicherern wird aus den gleichen Gründen vorgehalten, sie würden bei der Behandlung von Patienten aus Kostengründen selektieren (Risikoselektion).

Eine ganz andere Kategorie in Zusammenhang von Reformen im Gesundheitswesen wird angesprochen, wenn es als personalintensive Wachstumsbranche in den Vordergrund gestellt wird (SVRKAiG 1997; Henke/Mackenthun/Schreyögg 2002). Die Wirtschaftslokomotive Gesundheitswirtschaft (Nefiodow 1999) mit den vielen neuen Berufen, die dort über die letzten zwanzig Jahre entstanden sind, die Tatsache, dass etwa jeder zehnte Erwerbstätige im Gesundheitswesen beschäftigt ist, sowie die guten Zukunftsaussichten in der Gentechnologie, Molekularbiologie und der Telemedizin zählen neben anderen Faktoren zu den treibenden Kräften von Wachstum und Beschäftigung einer Dienstleistungsgesellschaft.

Als letzter übergreifender Faktor sei die Bevölkerung mit ihren hohen und wachsenden Ansprüchen genannt. Die individuellen Ansprüche an die medizinische Versorgung, die Hoffnung auf einen raschen medizinischen Forschritt, aber auch die Forderung nach Übernahme der Kosten durch die Krankenversicherung oder die Gesellschaft stehen insbesondere bei kranken Menschen verständlicherweise im Vordergrund. Andererseits zeigt das Verhalten gesunder Menschen, wie wenig sie den Wert ihrer Gesundheit schätzen, wenn man die Rauchgewohnheiten, den Alkoholkonsum, das Übergewicht und den riskanten Lebensstil vieler Menschen betrachtet. Prävention, gesundes Verhalten und Eigenverantwortung stehen nicht an erster Stelle des beobachtbaren individuellen Lebensstils. Das Recht auf Gesundheit und die Pflicht zu ihrer Erhaltung und Förderung stehen oft in einem Missverhältnis zueinander.

Die spezielleren Argumente für Reformen beziehen sich unmittelbar auf die Krankenversorgung und Gesundheitsförderung der Bevölkerung in ihren unterschiedlichen Gruppierungen und richten sich nach den verschiedenen Krankheitsbildern. So werden noch immer die wenig transparenten und stark zersplitterten Finanzierungs- und Leistungsstrukturen genannt, die in engem Zusammenhang mit der Fragmentierung der Leistungssektoren stehen. Die ambulante, stationäre und rehabilitative Versorgung von Patienten erfolgt in der Kranken-, Pflege-, Renten- und Unfallversicherung hinsichtlich Finanzierung und Vergütung ganz unterschiedlich. Weder die Patienten noch die Ärzte, geschweige denn die Öffentlichkeit, verstehen die derzeitigen Abrechnungsmodi und das dahinter liegende Vertragsgeschehen zwischen den Leistungsanbietern und Krankenkassen.

Noch wichtiger als die Intransparenz und Fragmentierung ist die unzureichende Qualitätssicherung medizinischer und ärztlicher Leistungen. So wird vom Sachverständigenrat für die Konzertierte Aktion im Gesundheitswesen von einer Überversorgung, einer Unterversorgung sowie einer Fehlversorgung gesprochen und an zahlreichen Bespielen belegt (SVRKAiG 2002). Mit Hilfe einer „evidenced-based medicine“ sollen diese Fehlentwicklungen abgebaut werden. Andere Industrieländer weisen ähnliche Probleme auf; vor allem die Unterversorgung tritt zunehmend in Form langer Warteschlangen, wie z.B. in England, in Erscheinung. Mit Hilfe von Behandlungsleitlinien soll das Deutsche Zentrum für Qualität in der Medizin Lücken abbauen, und die Stiftung Warentest hat im Gesundheitswesen neue Entfaltungsmöglichkeiten.

Mit diesen und noch weiteren Gründen, z.B. der insgesamt gesehen immer noch wenig ausgeprägten Zielorientierung im Gesundheitswesen (GVG 2003), für den permanenten Reformdruck ergibt sich zugleich eine dauerhafte Mangelsituation, die durch die in einer parlamentarischen Demokratie in aller Regel sehr kurzfristig orientierte und interessengebundene Politik eher noch verstärkt wird.

II. Wer steuert das Gesundheitswesen?

Seit dem Jahre 1977 gibt es mehr als 70 Gesetze mit über 9.000 Einzelbestimmungen und Verordnungen zur Krankenbetreuung und gesundheitlichen Versorgung der Bevölkerung. Der Staat ist alles andere als untätig, sondern agiert permanent, was sicherlich mit der Überkomplexität dieses Wirtschaftsbereichs erklärt werden kann. Vom Krankenversicherungs-Kostendämpfungsgesetz aus dem Jahre 1977 bis zum Gesundheitsmodernisierungsgesetz des Jahres 2004 verändert die Politik die Rahmenbedingungen, Mechanismen und Anreizstrukturen, die das medizinische Leistungsgeschehen bestimmen. Allerdings bestehen die treibenden Kräfte in der Gesundheitspolitik nicht nur aus Politikern und Parlamentsbeschlüssen. In den Gesetzen schlagen sie sich letztlich nur nieder. Die Steuerung erfolgt vielmehr u.a.:

1. durch eine Vielzahl von Verbänden,
2. durch den Bundesausschuss,
3. durch die Gesetzlichen und Privaten Krankenversicherungen,
4. durch Ärzte und ihre Berufsorganisationen,
5. durch Versicherte, Patienten und ihre Angehörigen,
6. durch die Versicherungsaufsicht, getrennt für bundesunmittelbare Krankenkassen, regionale Kassen und Private Krankenversicherungen,
7. durch den Europäischen Binnenmarkt, den EuGH und das Europäische Wettbewerbsrecht,
8. durch die Ministerialbürokratie,
9. durch Sachverständigenräte, Kommissionen und Beiräte sowie
10. durch die Medien (Presse, Fernsehen, Rundfunk, Internet).

Die treibenden Kräfte im Gesundheitswesen wirken über den Markt und den Wettbewerb auf der einen Seite und über den Staat und das Parlament mit seinen Beschlüssen auf der anderen Seite. Verwoben mit beiden Seiten ist die soziale Selbstverwaltung auf der Grundlage der sozialgesetzlichen Regelungen. Anders als in der Gesetzlichen Rentenversicherung ist die Gesetzliche Krankenversicherung mit der Organisation eines komplexen Wertschöpfungsprozesses beauftragt, die durch eine Vielzahl von Fehlanreizen geprägt ist. So fallen bei der Versorgung mit Gesundheitsleistungen der Nutzen dieser Leistungen und die damit verbundenen Kosten auseinander. Aufgrund fehlender Wettbewerbs- und Marktstrukturen werden die einschlägigen Kosten-Nutzen-Betrachtungen in der Regel nicht vom Patienten bzw. dem Begünstigten getroffen, sondern vom Arzt. Hierdurch werden Fehlanreize ausgelöst, die durch die bereits beschriebene Intransparenz und Zersplitterung des Systems noch verstärkt werden. Ein Versicherter erfährt in aller Regel nicht, welche Kosten er in Abhängigkeit von seinen Entscheidungen verursacht. Er hat auch kaum Anreize, sich hierüber zu informieren, da die Behandlungskosten vom Versicherungskollektiv übernommen werden. Auch der individuelle Gestaltungsspielraum ist eingeschränkt. Die weitgehende Ausschaltung der Selektionsfunktion des Preises und der ungenügende Wettbewerb zwischen Leistungserbringern und Krankenkassen führen zu einer ineffizienten Übernachfrage und einer damit verbundenen Angebotsausweitung.

Die beschriebene Steuerung im Gesundheitswesen führt zu der immer wieder beklagten Interventionsspirale. Eine an sich wünschenswerte systemhafte Steuerung wird durch „Ad-hocerie" (Siebert 2004) abgelöst; die Verantwortung für das Gesamt„system" bleibt auf der Strecke. Will man die Verantwortung für die Ordnung des Gesundheitswesens wiederbeleben, gehört das sog. „Vertragsgeschäft" zwischen den Leistungserbringern und den Gesetzlichen Krankenkassen in den Mittelpunkt einer Reform. Aus der Abbildung 1 geht in stark vereinfachter Form die Inanspruchnahme, Kostenerstattung und das Vertragsgeschäft nach SGB V aus gesundheitsökonomischer Sicht hervor, wobei zwischen dem Sachleistungs- und dem Kostenerstattungssystem unterschieden werden kann.

Abb. 1: Inanspruchnahme, Kostenerstattung und Verträge aus gesundheitsökonomischer Sicht

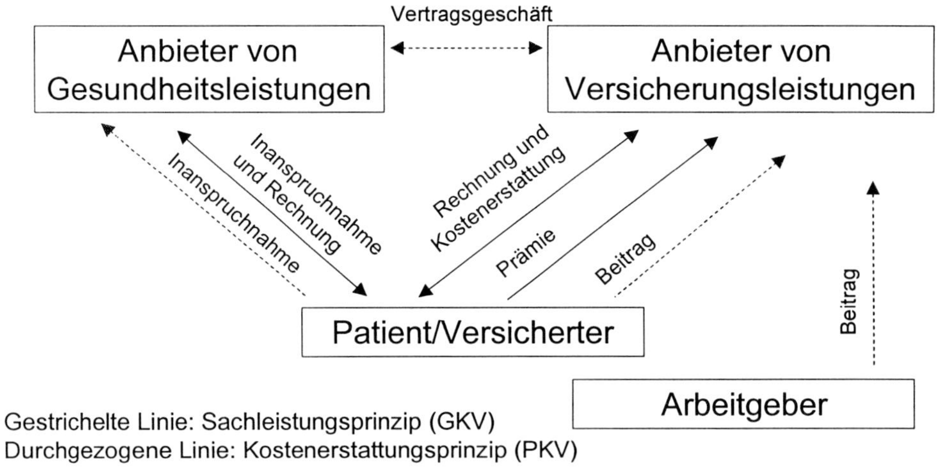

(Quelle: Eigene Darstellung).

Das im Sozialgesetzbuch V kodifizierte Vertragsgeschäft widerspricht allen Regeln freivertraglicher Vereinbarungen in einer sozialen Marktwirtschaft. So ist es z.B. einem Krankenhauskonzern verboten, eine Krankenversicherung zu gründen oder mit einer solchen zu fusionieren. Untersagt ist auch, dass Krankenkassen eigene Ärzte einstellen und Gesundheitseinrichtungen unterhalten. Im europäischen Ausland lassen sich bisher auch keine Krankenkassen gründen. Unternehmerisches Verhalten im Gesundheitswesen steht insoweit noch ganz am Anfang. Dabei ist die Grundaufgabe einer integrierten sektorübergreifenden Versorgung mit Hilfe zweier Abbildungen relativ einfach zu beschreiben. Diese transsektorale Betrachtung rückt bei der Diskussion von „Managed Care Organisationen" und ihrer Implementierung mehr und mehr in den Vordergrund.

III. Netzwerk Gesundheit und integrierte Versorgung

Die Managementaufgabe lässt sich dem „Netzwerk Gesundheit" der Abbildung 2 ohne weiteres entnehmen. Im Mittelpunkt steht dort die integrierte bzw. vernetzte Versorgung. Es könnte eine Krankenkasse sein, aber auch eine Krankenhauskette, die sich der Vernetzung von Gesundheitsleistungen im Interesse der Versicherten annimmt. Die Verantwortung für die zu erbringenden Gesundheitsleistungen, ihre Finanzierung und Vergütung einzelner erbrachter Leistungen ginge in eine Hand über und würde das beschriebene Vertragsgeschäft in ein und dasselbe Unternehmen verlagern.

Abb. 2: Netzwerk Gesundheit

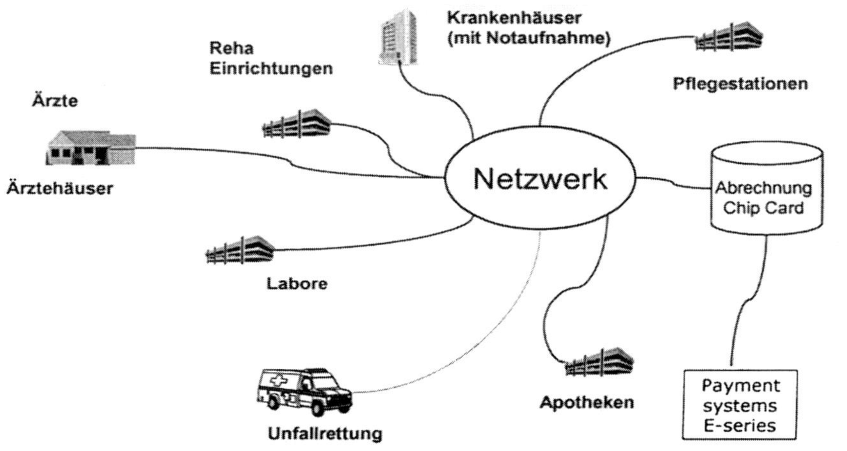

(Quelle: Eigene Darstellung)

Spezieller, d.h. für einen immer größer werdenden Teil der Bevölkerung, und dementsprechend konkret ist das gleiche Bild für eine wünschenswerte integrierte Versorgung im Alter der Abbildung 3 zu entnehmen (siehe dazu im Einzelnen Steinhagen-Thiessen et al 2000). Dort wird deutlich, wie sehr das starre Vertragsgeschäft zwischen Leistungserbringern und Krankenkassen wünschenswerte Innovationen in Richtung einer ganzheitlichen und umfassenden Versorgung von Patienten verhindert. Die seit Jahren bestehenden Regelungen zu Modellvorhaben (§§ 63 ff.), Strukturverträgen (§§ 73 ff.) und zur integrierten Versorgung (§ 140a ff. SGB V) reichen noch immer nicht aus, um z.B. ein Versorgungsnetz als ein regionales Angebot für die Versicherten zur Verfügung zu stellen (siehe im Einzelnen Mühlbacher 2002, BMFSFJ 2001, Steinbach 2004).

Abb. 3: Integrierte Versorgung im Alter als Beispiel

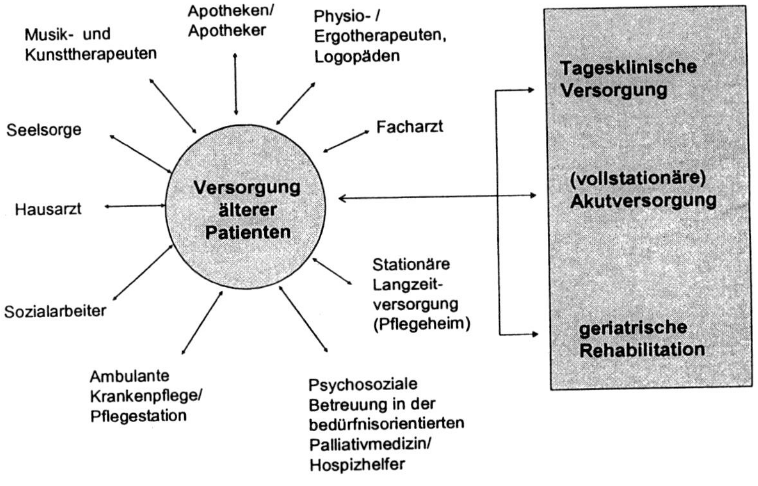

(Quelle: Eigene Darstellung)

Die in der Abbildung 3 erkennbare integrierte Versorgung älterer Menschen kann gruppenorientiert und auch krankheitsspezifisch weiter ausgeführt werden, wobei angesichts der absehbaren demographischen Entwicklung und der damit einhergehenden Veränderung im Krankheitspanorama die ausgewählte Abbildung an Bedeutung gewinnen wird. Dazu bedarf es allerdings erheblicher Anpassungen im Finanzierungssystem, d.h.

der „äußeren Finanzierung“ oder Mittelaufbringung (z.B. einer Integration von Pflege- und Krankenversicherung) und der „inneren Finanzierung“ oder Mittelverwendung im Rahmen der Vergütung, Bezahlung und Honorierung ärztlicher und anderer Gesundheitsleistungen (Mühlbacher/Berhanu/Happich 2003).

IV. Nachhaltige Finanzierung und Vergütung

Wie schwer eine solche Neuorientierung von Finanzierung und Vergütung ist, geht bereits aus der Abbildung 4 hervor, der die bestehende Finanzierungsverflechtung im deutschen Gesundheitswesen zu entnehmen ist. Auf dieser Grundlage, also über die verschiedenen Ausgabenträger, die verschiedenen Zweige der Gesetzlichen Sozialversicherung und eine Trennung von Einkommensleistungen und Gesundheitsausgaben erfasst das Statistische Bundesamt die Art, den Umfang und die Struktur der Gesundheitsausgaben. Diese Gesundheitsausgaben gilt es durch entsprechende Anreize und einen neuen Ordnungsrahmen so zu steuern, daß sich als Ergebnis eine kostengünstige und bedarfsgerechte Krankenversorgung und Prävention ergibt, die von der Bevölkerung in der sich ergebenden Höhe, Art und Struktur gewünscht wird. Allein hier zeigt sich anschaulich die ungeheure Komplexität des Gesamtsystems, das sich hinsichtlich der Mittelaufbringung aus ganz unterschiedlichen Quellen speist. Steuern, Sozialversicherungsbeiträge, Prämienzahlungen, Selbstbeteiligungen und direkte Zahlungen für Gesundheitsleistungen und -güter sowie Konsumausgaben stehen hier nebeneinander.

Im Hinblick auf die Vergütung der in den einzelnen Zweigen der Sozialversicherung erbrachten individuellen Gesundheitsleistungen, denen das beschriebene Vertragsgeschäft mit jeweils erheblichen Unterschieden zugrunde liegt, ist das Bild noch unübersichtlicher. Hier liegen im stationären Bereich, bei ambulant erbrachten Leistungen und bei Anschlussheilbehandlungen voneinander abweichende Bezahlungsformen vor, die je nach Sektor auch noch kassenartenübergreifend, also „gemeinsam und einheitlich“, und kassenartenspezifisch einem sich allmählich entwickelnden Wettbewerb überlassen werden. Insbesondere die Regelungen im Sozialgesetzbuch zeigen, dass „die Vorschriften zur integrierten Versorgung keine Ermächtigung enthalten, die *äußere* Finanzierung der Gesetzlichen Krankenversicherung durch einzelvertragliche Regelungen zu bestimmen und aus der parafiskalischen Verantwortung herauszulösen“

Abb. 4: Finanzierungsverflechtung im Gesundheitswesen (2001)

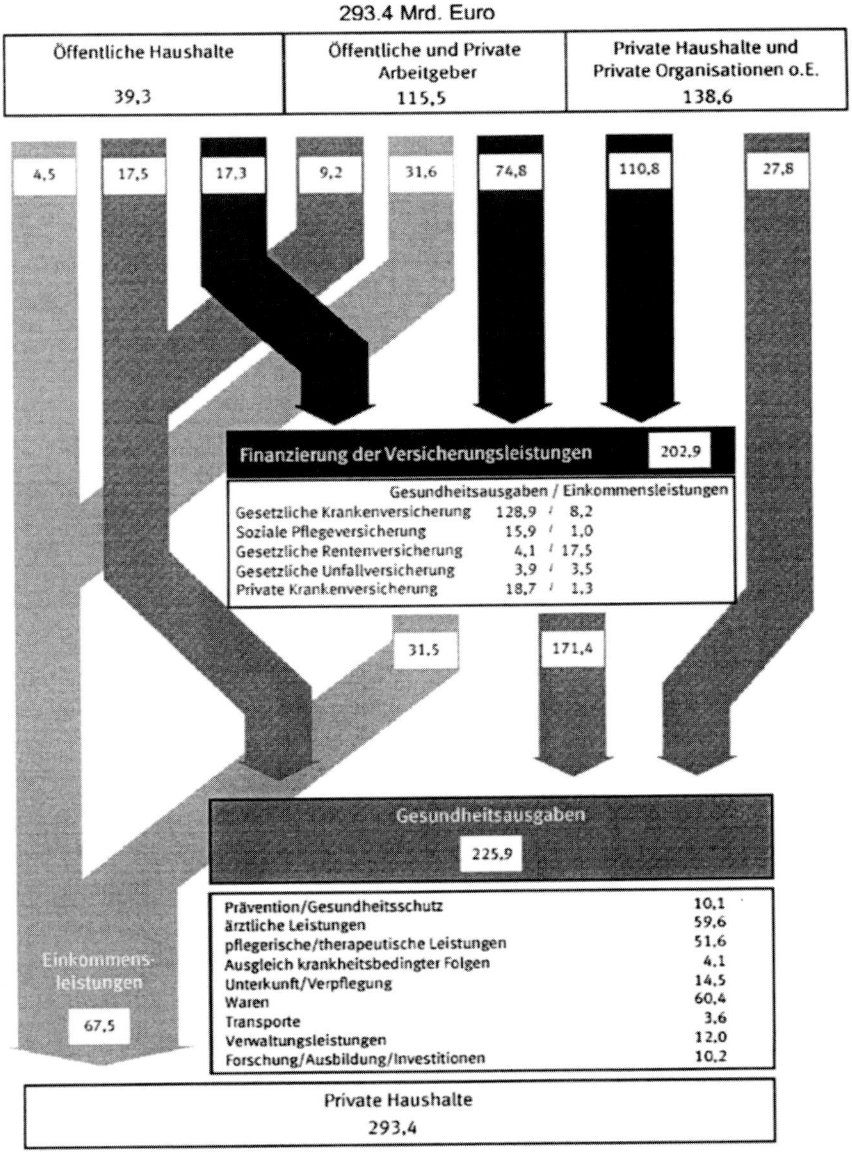

(Quelle: Statistisches Bundesamt 2003, S. 20)

(Steinbach 2004). Mit den §§ 140a-d SGB V (n.F.) wird lediglich die Ausgestaltung der Versorgungsleistungen in die Autonomie von Krankenkassen und Leistungsanbietern gestellt. Erst mit dem § 65a SGB V (n.F.) öffnet sich eine Tür zu attraktiven Versicherungsleistungen, die über kooperierende Krankenkassen angeboten werden können.

Die im Vordergrund der gesundheitspolitischen Auseinandersetzung stehende Gesetzliche Krankenversicherung umfasst weniger als die Hälfte der in der Abbildung 4 dokumentierten Ausgaben. Diese werden ganz überwiegend aus den Arbeitgeber- und Arbeitnehmerbeiträgen aufgebracht und stehen wegen der Höhe der Beiträge im Mittelpunkt der Diskussion. Mit der im Jahre 1977 kodifizierten Beitragssatzstabilität ist die Entwicklung der GKV-Ausgaben zu einem Politikum geworden und die Beitragssatzstabilität, ähnlich wie der Beitragssatz in der Gesetzlichen Rentenversicherung, zu dem vordringlichsten Ziel gesundheitspolitischen Handelns.

Analysiert man die Ausgabenentwicklung vor dem Hintergrund der demographischen Herausforderung, findet die Abbildung 5 zunehmende Beachtung. Sie zeigt, getrennt für die Rechtskreise Ost und West die mit dem Alter deutlich steigenden Gesundheitsausgaben. Mit Ausnahme des „Babybauches“ beim Verlauf der Kurve der Gesundheitsausgaben für Frauen, laufen die Ausgaben im Vergleich von Männern und Frauen nahezu parallel und fallen erst am Ende des Lebens leicht ab. Im Durchschnitt sind die Ausgaben der über 60-jährigen dreimal so hoch wie im Durchschnitt die Ausgaben der erwerbstätigen Personen zwischen 20 und 60 Jahren.

Die erwartete gegenläufige Entwicklung zeigt sich bei den Beitragseinnahmen, die schematisch der aktiven Erwerbsbevölkerung und den Rentnern zugeordnet wurde. Im gegenwärtigen Umlageverfahren werden angesichts des steigenden Altenanteils immer weniger Erwerbstätige die steigenden Beiträge aufbringen können, so daß der Generationenvertrag immer brüchiger werden wird und in der bestehenden Form nicht beibehalten werden kann.

Interessanterweise verlaufen die Beitragseinnahmen in Ost und West unterschiedlich. Während im Westen die Beiträge für die Erwerbstätigen fast doppelt so hoch liegen wie für die Bevölkerung über 60, ergibt sich im Osten eine nahezu konstante Entwicklung, was sicherlich mit den unterschiedlichen Erwerbsbiographien, insbesondere der Frauen, zusammenhängen dürfte.

Die in der Abbildung skizzierte demographische Entwicklung ist besorgniserregend, und die zunehmende Lebenserwartung wird das Problem der Lastenverschiebung zwischen den Generationen noch verstärken. Die Anzahl der Menschen, denen Deutschland den Wiederaufbau nach dem 2. Weltkrieg verdankt und die sich über steigende Belastungen zu Recht beklagen, nimmt weiter ab. Und sollte es nicht zu einem „Methusalem-Komplott" (Schirrmacher 2004) kommen, wird die junge bzw. erwerbstätige Generation aus dem sog. Generationenvertrag auszusteigen versuchen.

Vor diesem Hintergrund wird erneut deutlich, dass neue Finanzierungswege bei der Mittelaufbringung, also der „äußeren" Finanzierung, gefunden

Abb. 5: Umlageverfahren, Standardisierte Leistungsausgaben ohne Erwerbsminderungsrentner

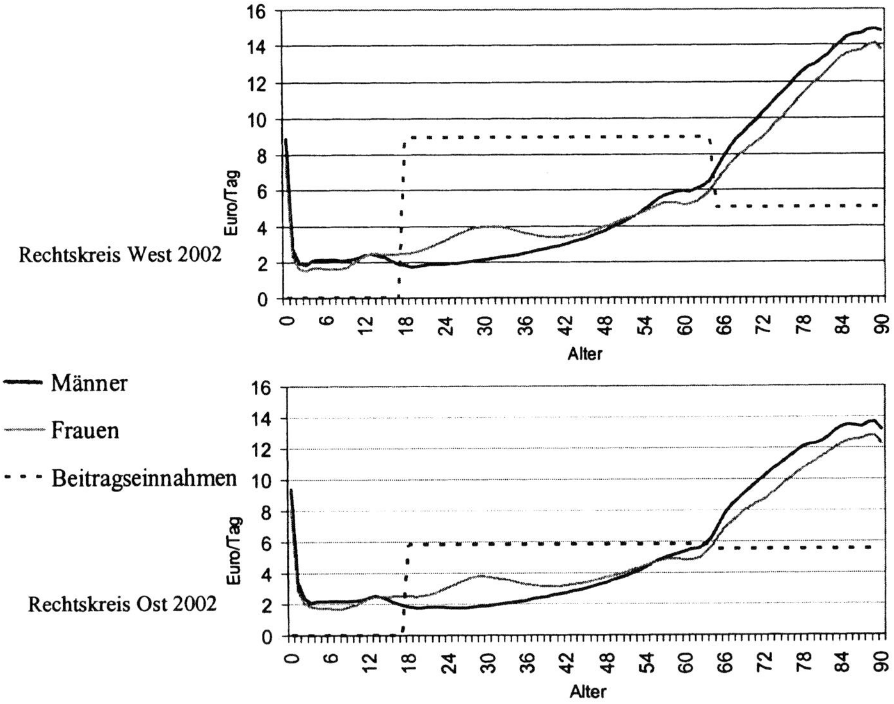

(Quelle: Eigene Berechnungen auf der Grundlage von Bundesversicherungsamt 2003 und Bundesministerium für Gesundheit und Soziale Sicherheit 2003)

werden müssen, wenn man die verbleibenden Beitragszahler nicht hoffnungslos überfordern will. An dieser Aussage führt auch nicht der Hinweis vorbei, dass die zu erwartenden Ausgabensteigerungen in der GKV überwiegend auf den medizinischen Fortschritt und nicht so sehr auf die Alterung zurückzuführen sind (Breyer et al 2002, Wille 2002).

Ohne an dieser Stelle die einzelnen Fragen einer stärkeren Kapitalbildung auch im Gesundheitswesen zu erörtern (siehe dazu im Einzelnen Henke/Borchardt 2003, Grabka/Andersen/Henke/Borchardt 2003), sei hier nur auf eine ihrer Möglichkeiten mit Hilfe der Abbildung 6 aufmerksam gemacht, die in Kooperation mit der Allianz Krankenversicherungs-AG entstand und im Rahmen einer Umsetzung eine neue Kassenartenlandschaft verlangt.

Abb. 6: Finanzierungsmodell

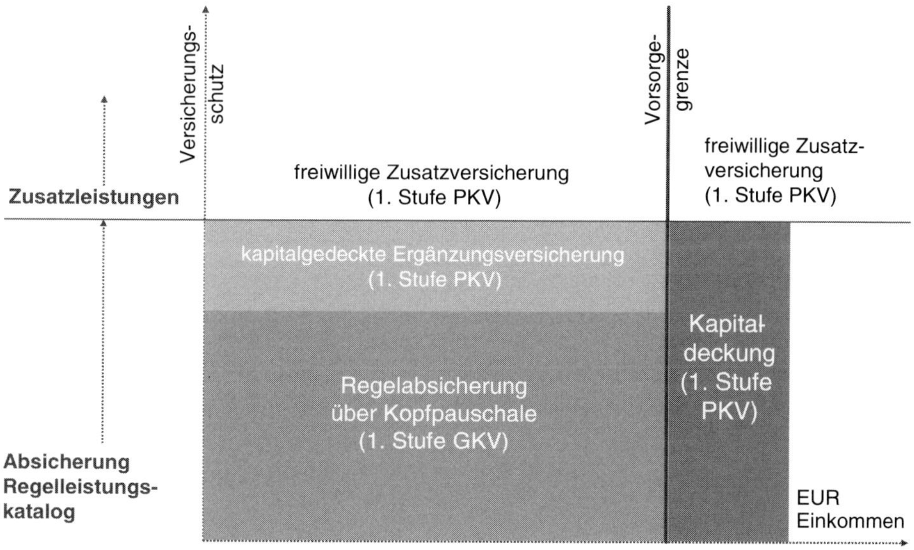

(Quelle: Allianz Private Krankenversicherungs-AG, 2004)

V. Auf dem Wege zu einem neuen Ordnungsrahmen

Im Rahmen einer Versicherungspflicht für alle, also einer obligatorischen Grundsicherung mit einheitlichen Bürgerpauschalen und sozialem Ausgleich, wird man die bestehende Trennung zwischen Privaten und Gesetzlichen Krankenversicherungen nicht aufrechterhalten können. Sie müssten in eine neue Versicherungsstruktur überführt werden, bei der zwischen Versicherungsaufgaben und der Einkommensumverteilung sowie dem Familienlastenausgleich klar getrennt wird. Mehr Teilkapitalbildung wäre vorstellbar, wenn die Portabilität sichergestellt werden kann. Damit ergäbe sich zumindest mehr Demographieresistenz als im bestehenden Umlageverfahren. Der Kontrahierungszwang für alle Versicherungsunternehmen bedarf der strikten Überwachung durch eine neue Versicherungsaufsicht.

Der Beitragsbedarf in diesem neuen System lässt sich vor dem Hintergrund der aus dem Bundesversicherungsamt verfügbaren Daten relativ leicht darstellen. Die Leistungsausgaben in Euro pro Kopf ergeben sich aus der Tabelle 1. Die monatliche Beitragszahlung läge für Männer und Frauen einheitlich bei etwa 170 Euro, wenn die Beitragszahlungen für die Kinder und Jugendlichen, wie im Modell vorgesehen, vom Bund übernommen würden. Werden sie nicht beitragsfrei gestellt, erhöhte sich der Beitrag auf etwa 185 Euro. Dieser Betrag ist natürlich nur eine Anhaltsgröße, da im Zuge des zu intensivierenden Wettbewerbs auf der Seite der Leistungserbringung ein gewisses Spektrum in der Höhe der Beiträge entsteht. Je nach Ausgestaltung wird es Zu- und Abschläge geben, die für einen bestimmten Zeitraum in einer bestimmten Versicherung zu konstanten Beiträgen führen (sog. community rating) und vielleicht zwischen 145 und 220 Euro monatlich liegen können.

Will die Politik keinen Systemwechsel, so lässt sich auch eine Weiterentwicklung im bestehenden Ordnungsrahmen vorstellen. Traditionellerweise stehen dann die Mobilisierung von Wirtschaftlichkeitsreserven als Daueraufgabe auf der Agenda, die Verbreiterung der Beitragsbemessungsgrundlage in Richtung einer proportionalen Einkommensteuer, die zu ungleichen Anteilen von Arbeitgebern und Arbeitnehmern aufgebracht werden würde. Der Abbau von Fehlanreizen und die Herstellung von mehr Transparenz würden ebenfalls auf der Tagesordnung stehen, zusammen mit mehr Selbstbeteiligung und einer Ausgliederung von Leistungen, um den Beitragssatz optisch konstant zu halten. Schließlich würden Prävention und Gesundheitsförderung, mehr Qualität und Verbraucherschutz gefordert und die Krankenhäuser mit der Einführung der DRGs weiter in ihren Betriebsabläufen reformiert. Die Trägerstrukturen würden sich im Umfeld der finanziellen Restriktionen von Kommunen und Ländern ebenfalls verändern. All diese Schritte wären aber nicht mehr als ein „Weiterwurschteln auf hohem Niveau" ohne den erforderlich klaren Ordnungsrahmen, wie er durch eine obligatorische Grundsicherung für alle mit individuellen Wahl- und Wechselmöglichkeiten gegeben wäre.

Tab. 1: Leistungsausgaben je Kopf (2002)

	Ost	**West**	**Bund**
Leistungsausgaben	21.967.861.249	106.583.872.276	128.551.733.525
Zahl der Versicherten	11.929.043	58.854.102	70.783.145
Leistungsausgaben je Versicherten	1.841,54	1.810,98	1.816,13
Monatswert	153,46	150,92	**151,34**
Zahl der Versicherten ohne Familienangehörige unter 20	9.997.149	47.502.000	57.499.149
Leistungsausgaben je Versicherten ohne Familienangehörige unter 20	2.197,41	2.243,78	2.235,72
Monatswert	183,12	186,98	**186,31**
Leistungsausgaben für familienversicherte Kinder und Jugendliche unter 20 Jahren	1.690.391.778	9.299.524.596	10.989.916.374
Leistungsausgaben (bei steuerfinanzierter Familienversicherung für Kinder und Jugendliche) je Versicherten, **Monatswert**	169,03	170,67	**170,38**

(Quelle: Eigene Berechnungen auf der Grundlage von Bundesversicherungsamt 2003 und Bundesministerium für Gesundheit und Soziale Sicherheit 2003)

Literatur

Allianz Private Krankenversicherungs-AG (2004): Umbau des Sozialstaates – Perspektive für die junge Generation, Vortrag Rumm, Ulrich, Neubiberg, 23. Februar 2004, http://www.unibw-muenchen.de/campus/WOW/v1064/homepage/lehre/dl/zusatzunterlagen_sopo/Rumm%20BW_Uni23.02.pdf (19.04.04).

BMF (2000): Freizügigkeit und soziale Sicherung in Europa, Gutachten erstattet vom Wissenschaftlichen Beirat beim Bundesministerium der Finanzen, Schriftenreihe Heft 69, Berlin.

BMFSFJ (Bundesministerium für Familie, Senioren, Frauen und Jugend) (2001): Dritter Bericht zur Lage der älteren Generation in der Bundesrepublik Deutschland: Alter und Gesellschaft und Stellungnahme der Bundesregierung, Deutscher Bundestag, Drucksache 14/5130, Berlin.

Breyer, Friedrich et al (2002): Wirtschaftliche Aspekte der Märkte für Gesundheitsdienstleistungen, Ökonomische Chancen unter sich verändernden demographischen und wettbewerblichen Bedingungen in der Europäischen Union, in: BMG (Bundesministerium für Gesundheit) (Hrsg.), Zukunftsmarkt Gesundheit, Band 145 Schriftenreihe des Bundesministeriums für Gesundheit, Baden-Baden, S. 67–234.

Bundesministerium für Gesundheit und Soziale Sicherheit (2003): Statistiken der Gesetzlichen Krankenversicherung (KM1, KM6, KJ1), abrufbar unter: www.bmgs.bund.de.

Bundesversicherungsamt (2003): Daten zum RSA-Jahresausgleich 2002, abrufbar unter: www.bva.de.

Grabka, Markus M. / Andersen, Hanfried H. / Henke, Klaus-Dirk / Borchardt, Katja (2003): Kapitaldeckung für die GKV? Zur Berechnung der finanziellen Auswirkungen eines Umstiegs vom Umlage- auf das Kapitaldeckungsverfahren, in: Schmollers Jahrbuch 123, Heft 2, S. 265–283.

Grönemeyer, Dietrich (2003): Mensch bleiben – High-Tech und Herz – eine liebevolle Medizin ist keine Utopie, Freiburg.

GVG (Gesellschaft für Versicherungswissenschaft und -gestaltung e.V.) (2003): gesundheitsziele.de, Forum zur Entwicklung und Umsetzung von Gesundheitszielen in Deutschland, Bericht 14. Februar 2003.

Henke, Klaus-Dirk (2004): Plädoyer für die Kopfprämie, in: Universitas, Orientierung in der Wissenschaft, Nummer 691, Januar, S. 23–29.

Henke, Klaus-Dieter / Borchardt, Katja (2003): Capital funding versus pay-as-you-go in health care financing reconsidered, in: CESifo DICE Report – Journal for Institutional Comparisons, 3, S. 3–8.

Henke, Klaus-Dieter / Mackenthun, Birgit / Schreyögg, Jonas (2002): Gesundheitsmarkt Berlin. Perspektiven für Wachstum und Beschäftigung, Europäische Schriften zu Staat und Wirtschaft, Baden-Baden: Nomos.

Henke, Klaus-Dieter (2004): Grenzüberschreitende Versicherungsleistungen in der Gesetzlichen Krankenversicherung. Die ökonomische Perspektive, in: Basedow, J./Meyer, U./Rückle, D./Schwintowski, H.-P. (Hrsg.), Lebensversicherung, VVG-Reform, Krankenversicherung, Versicherungswissenschaftliche Studien, Band 26, Baden-Baden, S. 189–203.

Henke, Klaus-Dieter / Schreyögg, Jonas (2004): Towards sustainable health care systems. Strategies in health insurance schemes in France, Germany, Japan and the Netherlands – A comparative study, Diskussionspapier der Wirtschaftswissenschaftlichen Dokumentation der TU Berlin.

Mühlbacher, Axel et. al. (2004): Deutschland im Strukturvergleich von Gesundheitssystemen: Der Vergleich staatlicher und marktwirtschaftlicher Gesundheitssysteme am Beispiel Deutschlands, Großbritanniens, den Niederlanden und der Schweiz, Blaue Reihe, Berliner Zentrum Public Health.

Mühlbacher, Axel (2002): Integrierte Versorgung – Management und Organisation, Bern/Göttingen/Toronto/Seattle: Verlag Hans Huber.

Mühlbacher, Axel / Berhanu, S. / Happich, Mazurek (2003): Alternative Vergütungskonzepte zur Finanzierung der Integrierten Versorgung, in: Zeitschrift für Allgemeinmedizin, 79. Jahrgang, 2003, S. 559–563.

Nefiodow, Leo A. (1999): Der sechste Kondratieff, Wege zur Produktivität und Vollbeschäftigung im Zeitalter der Information, Rhein-Sieg Verlag.

Schirrmacher, Frank (2004): Das Methusalem-Komplott, München: Blessing.

Siebert, Horst (2004): Mehr Markt für mehr Wachstum, in: Frankfurter Allgemeine Zeitung, Nr. 20, 24.1.2004, S. 13.

Statistisches Bundesamt (2003): Gesundheit, Ausgaben und Personal 2001, Wiesbaden.

Steinbach, A. (2004): Implementierung einer Managed Care Organisation in Berlin – Rechtlicher Rahmen, Manuskript Berlin.

Steinhagen-Thiessen, Elisabeth et al (2000): Der geriatrische Patient: Opfer der Sparmaßnahmen? In Einrichtungen nach § 108 Nr. 3 i.V.m. § 109 und § 111 SGB, in: Geriatrie Journal, 3, S. 16–21.

SVRKAiG (Sachverständigenrat für die Konzertierte Aktion im Gesundheitswesen) (2002): Gutachten 2000/2001, Bedarfsgerechtigkeit und Wirtschaftlichkeit, Baden-Baden.

SVRKAiG (Sachverständigenrat für die Konzertierte Aktion im Gesundheitswesen) (1997): Sondergutachten, Das Gesundheitswesen in Deutschland. Kostenfaktor und Zukunftsbranche, Band 2, Fortschritt und Wachstumsmärkte, Finanzierung und Vergütung.

WHO (World Health Organization) (2003): Declaration – 2nd Consultation on Macroeconomics and Health: Increasing Investments in Health Outcomes for the poor.

Wille, Eberhard (2002): Reformoptionen der Beitragsgestaltung in der gesetzlichen Krankenversicherung, in: Gesundheit und Gesellschaft, G+G Wissenschaft, das Wissenschaftsforum in Gesundheit und Gesellschaft, Jg. 2, Ausgabe 3, Juli, S. 7–14.

Zur Produktivität des deutschen Gesundheitswesens

Was kann die Wissenschaft dazu beitragen, sie zu messen und zu verbessern?

Axel Börsch-Supan

I. Einleitung

Das deutsche Gesundheitswesen ist ein Pfeiler unseres Sozialsystems, um das uns viele Länder zu Recht beneiden. Wir haben eine alle Einkommensschichten umfassende Gesundheitsversorgung. Diese soziale Komponente des Gutes Gesundheit gehört zu den wichtigen Errungenschaften unserer Gesellschaft.

Dennoch ist der derzeitige Zustand alles andere als zufriedenstellend. Zusammen mit dem schweizerischen ist das deutsche nach dem amerikanischen Gesundheitssystem das teuerste auf der Welt und liefert lediglich gute, aber keineswegs Spitzenresultate gemessen an der Lebenserwartung oder den Überlebensraten nach den wichtigsten Akutkrankheiten. Im Jargon der Ökonomen ist das deutsche Gesundheitswesen weniger produktiv als die Gesundheitssysteme zahlreicher anderer Länder innerhalb und außerhalb Europas.

Dieser Beitrag zeigt zunächst die Diagnose auf: Wie hoch sind die Kosten, wie gut sind die Ergebnisse. Er bedient sich dabei der Methode des „Benchmarkings", d.h. wir untersuchen, wie gut Deutschland im internationalen Vergleich dasteht. Wir versuchen dann, die ökonomischen Gründe für das relativ mittelmäßige Abschneiden Deutschlands zu verstehen. Im dritten Schritt wenden wir uns dann kurz, aber pointiert den politischen Konsequenzen zu: Wie muss das deutsche Gesundheitssystem reformiert werden, um in Zeiten des demographischen Wandels produktiv zu sein, d.h. bei vertretbaren Kosten Spitzenleistungen zu erbringen?

II. Eine erste aggregierte Problemaufnahme

Wir beginnen mit einer sehr hochaggregierten Sicht. Abbildung 1 zeigt die Gesamtkosten der Gesundheitssysteme in den wichtigsten europäischen Ländern und den USA. Praktisch gleichauf mit dem schweizerischen ist das deutsche Gesundheitssystem das zweitteuerste System der Welt, übertroffen nur vom amerikanischen Gesundheitssystem.

Abb. 1: Gesundheitsausgaben (in Prozent BSP)

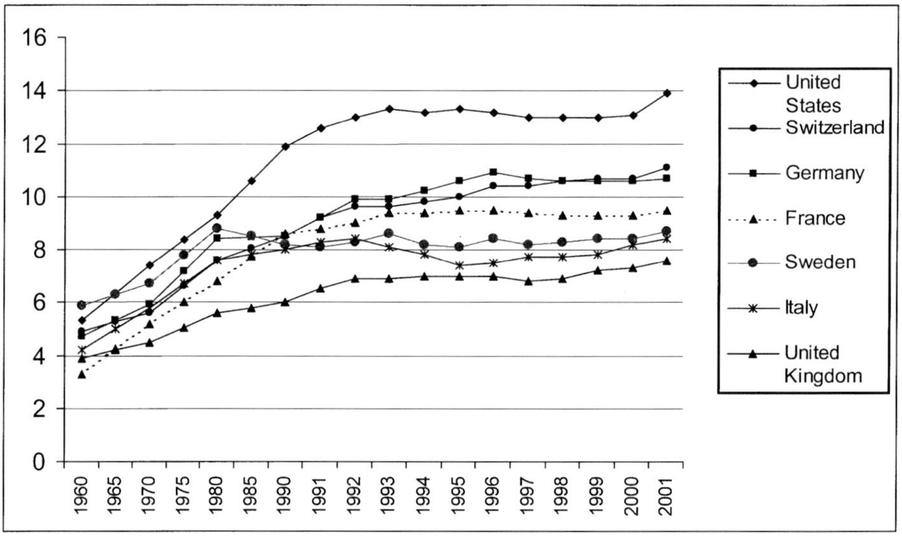

Quelle: OECD 2002

Hohe Gesundheitsausgaben sind jedoch kein unmittelbarer Grund zur Sorge. Denn wir alle wollen ja gesund sein. Der Fortschritt in der Medizin hat uns mehr Gesundheit und ein längeres Leben beschert. Daher kostet es auch mehr. Das Gesundheitswesen gehört zu den Wachstumsbranchen einer modernen Volkswirtschaft und schafft ein breites Spektrum von Arbeitsplätzen vom Pflegepersonal bis hin zu hochspezialisierten Technikern in der Zuliefererindustrie. Hohe Ausgaben sind kein Problem per se, und eine Deckelung der Gesundheitsausgaben kann kein Ziel der Sozialpolitik sein. Entscheidend ist vielmehr herauszufinden, wo volkswirtschaftlich unnötige Leistungen angeboten werden, die sich jedoch betriebswirtschaftlich für die Anbieter (d.h. Ärzte, Krankenhäuser) rechnen, oder wo Kosten sparende Behandlungsmethoden nicht eingesetzt werden, weil dies nicht im Interesse der Anbieter liegt. Beides hat mit der Frage der Produktivität des Gesundheitssystems zu tun und mit der Art, wie Leistungen im deutschen System abgerechnet werden. Ausgaben müssen immer in Verbindung zu den Leistungen gesehen werden, die diese Ausgaben finanzieren.

Tabelle 1 zeigt einen hochaggregierten Indikator für einen zentralen Aspekt dessen, was das Gesundheitswesen leisten soll, nämlich unser Leben zu erhalten. Deutschland hat keine Spitzenposition bei der Lebenserwartung bei Geburt, sondern liegt mit 77,7 Jahren leicht unter dem EU-Durchschnitt

Tab. 1: Lebenserwartung bei Geburt (1999)

	1999 Females at birth	1999 Males at birth	1999 Average
Japan	84	77,1	80,55
Switzerland	82,5	76,8	79,65
Iceland	81,5	77,7	79,6
Sweden	81,9	77,1	79,5
Australia	81,8	76,2	79
Canada	81,7	76,3	79
Italy	82,3	75,6	78,95
France	82,5	75	78,75
Spain	82,1	75,1	78,6
Norway	81,1	75,6	78,35
New Zealand	80,8	75,7	78,25
Austria	81	75,1	78,05
Greece	80,6	75,5	78,05
Netherlands	80,5	75,3	77,9
Luxembourg	81,1	74,6	77,85
Germany	80,7	74,7	77,7
Belgium	80,8	74,4	77,6
Finland	81	73,8	77,4
United Kingdom	79,8	75	77,4
United States	79,4	73,9	76,65
Denmark	79	74,2	76,6
Ireland	79,1	73,9	76,5
Portugal	79,2	72,2	75,7
Korea	79,2	71,7	75,45
Czech Republic	78,2	71,4	74,8
Mexico	76,1	71,2	73,65
Slovak Republic	77,2	69	73,1
Poland	77,2	68,2	72,7
Hungary	75,2	66,4	70,8
Turkey	70,2	65,6	67,9

Quelle: OECD 2002

von 78,0 Jahren. Italien, die skandinavischen Staaten und die Schweiz sind uns weit voraus. Auch die Kindersterblichkeit ist in diesen Ländern niedriger als in Deutschland.

Ein erster Problembefund des deutschen Gesundheitswesens liegt also darin, dass die Kosten zwar hoch, die durch die Lebenserwartung zunächst nur sehr grob gemessenen Leistungen des Gesamtsystems aber gerade einmal mittelmäßig sind. In der Sprache der Ökonomen ist das deutsche Gesundheitssystem unproduktiv; andere Gesundheitssysteme kosten das gleiche, erreichen aber eine höhere Lebenserwartung (die Schweiz), oder kosten gar bei höherer Lebenserwartung deutlich weniger (Schweden). Der Vergleich von Abbildung 1 und Tabelle 1 zeigt jedoch auch, welche Gesundheitssysteme kaum ein Vorbild für Deutschland sein können: so kostet das US-amerikanische Gesundheitssystem deutlich mehr als das deutsche und produziert dennoch eine noch geringere Lebenserwartung.

Die geringe Produktivität ist ein ernsthaftes Problem, weil weitere Herausforderungen auf das deutsche Gesundheitssystem zukommen und daher alle Effizienzreserven ausgenutzt werden müssen. Die Alterung der Bevölkerung ist eine echte Bedrohung der Finanzierungsgrundlage. Auf jeden jüngeren Bürger werden mehr ältere Bürger kommen, als es derzeit der Fall ist. Und da die Krankheitskosten älterer Bürger deutlich höher sind als die der jüngeren, wird sich der Anteil des Volkseinkommens, der für Gesundheit ausgegeben werden muss, erhöhen. Dies ist zunächst einmal keine volkswirtschaftliche Bedrohung, denn die Nachfragestruktur einer älteren Volkswirtschaft ist ganz natürlich verschieden von der einer jüngeren. Salopp formuliert: weniger Babyschaukeln, dafür mehr Gehhilfen. Die Bedrohung durch die Alterung liegt in der Art und Weise, wie Gesundheitsleistungen derzeit finanziert werden. Da die gesetzliche Krankenversicherung größtenteils aus den Beiträgen der Erwerbstätigen finanziert wird, wird die Finanzierungslast pro Erwerbstätigem stark ansteigen – selbst wenn die Ausgaben je ältere Person die gleichen blieben wie heute. Der wegen der Alterung stetig ansteigende Beitragssatz zur gesetzlichen Krankenversicherung erhöht bei der derzeitigen Finanzierung aber automatisch die Lohnnebenkosten, macht damit auf der Arbeitnehmerseite die Flucht aus der Sozialversicherung attraktiver und bestraft auf der Arbeitgeberseite die Einstellung zusätzlicher Beschäftigter. Die Alterung setzt im derzeitigen System einen Automatismus in Gang, der die Arbeitslosigkeit erhöht. Um dieses Problem zu dämpfen, müssen in einem ersten Schritt die Effizienzreserven ausgenutzt werden. Auf den zweiten Schritt einer Finanzierungsreform komme ich im letzten Teil dieses Beitrags wieder zu sprechen. Zunächst untersuchen wir ein wenig näher und präziser, wie es um Kosten und Leistungen des deutschen Gesundheitssystems bestellt ist.

III. Die McKinsey „Health Productivity“-Studie

Dazu bedienen wir uns zunächst einer groß angelegten Studie, die McKinsey und Co. in den Jahren zwischen 1993 und 1996 erarbeitet hat (McKinsey Global Institute 1996; eine deutsche Zusammenfassung findet sich in Börsch-Supan 1997). Diese Studie betrachtet das Gesundheitssystem wie einen Produktionsvorgang, der aus kranken Menschen gesunde macht und dafür Personal (Ärzte, Krankenschwestern), Kapital (Krankenhäuser und ihre Apparate) und Materialien (Medikamente, Heilmittel) einsetzt. Die Messung der Produktivität im Gesundheitswesen ist schwierig, eine globale Produktivitätsmessung *des* Gesundheitswesens unmöglich. Die Studie konzentriert sich daher auf vier Krankheiten, Brustkrebs, Lungenkrebs, Gallensteine und Diabetes, deren Behandlung Mitte bis Ende der achtziger Jahre (bei Cholelithiasis Anfang der neunziger Jahre) in Deutschland, Großbritannien und den Vereinigten Staaten miteinander verglichen wurden.

Methodische Kernidee der Studie war es, wirtschaftswissenschaftliche Konzepte konsequent auf das Gesundheitswesen anzuwenden. Zunächst wurde für jede Krankheit die ärztliche Behandlung wie für einen industriellen Produktionsprozess als Ablaufschema modelliert. Die Behandlung umfasste dabei stationäre wie ambulante Leistungen sowie akute und nachsorgerische Pflege. Dabei wurde berücksichtigt, welche Behandlungsvariante wie oft in welchem Land praktiziert wurde, welcher Behandlungsaufwand in jedem Einzelschritt entstand, wie hoch die Überlebens- und Komplikationsraten waren und wie lange die Genesungsphase dauerte.

Analog zum wirtschaftswissenschaftlichen Konzept wurde *Produktivität* definiert als die Menge der produzierten ärztlichen Dienstleistungen (der ärztliche Erfolg, der in der Verbesserung der Gesundheit des Patienten besteht und den wir, dem wirtschaftswissenschaftlichen Jargon folgend, kurz „Output“ nennen werden) pro Menge der Ressourcen, die bei der Behandlung eingesetzt wurden (kurz „Input“).

Die *Inputs* lassen sich im Gesundheitswesen relativ präzise erfassen. Getrennt nach ambulanter und stationärer Behandlungen und getrennt für die vier Krankheiten wurde die Anzahl der durchschnittlichen Arbeitsstunden (wiederum separat nach Arzt-, Krankenpflege- und technischem Personal), der Einsatz von Kapital (im Sinne von Anlagen und Ausrüstungen, z.B. OP-Kapazität, Labor- und diagnostische Geräte, bis hin zum Gebäude) und Material (z.B. Medikamente und Heilmittel, medizinische Instrumente, bis hin zur Krankenhausverpflegung) aufgelistet. Für die Details dieser quasi buchhalterischen und sehr arbeitsaufwendigen Erfassung aller Inputs sei auf die Originalstudie hingewiesen. Arbeit ist der wichtigste Input (knapp 70 % der Gesamtkosten in Deutschland und Großbritannien, 64 % in den USA), dann Material (zwischen 22 % in Deutschland und 28 % in den USA), während Kapital nur etwa 8 % der Gesamtkosten ausmacht.

Die verschiedenen, zunächst einmal inkommensurablen Inputs wurden für jede Krankheit zu einem einzigen Index zusammengefasst. Dazu wurde jeder Input mit seinem Preis bewertet; eine Arztstunde also mit dem Stundenlohn eines Arztes, Kapitalgüter mit den Anschaffungskosten geteilt durch die Zahl der Einsätze (Durchschnittskosten), usw. Da die relativen Preise (z.B. das Verhältnis des Stundenlohns eines Arztes zum Preis eines Medikamentes) in den drei Ländern verschieden sind, wurden vier Indizes gebildet, in denen die Gewichtung der Inputs aller drei Länder jeweils zu amerikanischen, britischen, deutschen und durchschnittlichen Preisen durchgeführt wurde. Ein entscheidender methodischer Punkt eines internationalen Produktivitätsvergleichs ist die Verwendung eines *einheitlichen* Gewichtungssystems, damit die Mengen der verbrauchten Ressourcen und nicht deren Kosten korrekt miteinander verglichen werden. Es erwies sich, dass die Wahl der vier möglichen Preissysteme die Produktivitätsresultate nicht qualitativ beeinflusst.

Während – abgesehen von vielen Detailproblemen, auf die hier nicht näher eingegangen werden kann – die Inputmessung methodisch und konzeptionell klar ist, ist die Messung des *Outputs* im Gesundheitswesen schwieriger. In den beiden unmittelbar lebensbedrohenden Krankheiten Brust- und Lungenkrebs wurde als Outputmaß die mittlere Anzahl der Überlebensjahre nach dem ärztlichen Eingriff verwendet. In Diabetes und bei Gallensteinentfernung wurden diese Überlebensjahre zudem mit der Lebensqualität bewertet, die durch eventuell entstehende Komplikationen beeinträchtigt werden kann. Wegen des Fehlens vergleichbarer Krebsregister musste sich die Erfassung der Überlebensjahre auf die ersten 5 Jahre beschränken; eine Abschätzung zeigt jedoch, dass sich die Produktivitätsresultate bei einem Übergang auf zehn Jahre nicht qualitativ ändern. Die Diabetes-Behandlung konnte nur zwischen Großbritannien und den USA verglichen werden, da in Deutschland vergleichbaren Daten zur Verfügung standen.

Die Daten der detaillierten Untersuchungen der vier ausgewählten Krankheiten beziehen sich auf die Zeit etwa zwischen 1985 und 1990. Auf die in der Zwischenzeit eingetretenen Veränderungen gehen wir im nächsten Abschnitt ein – sie sind erfreulich, aber ernüchternd gering.

Abbildung 2 zeigt die wichtigsten Ergebnisse für die vier untersuchten Krankheiten in diagrammatischer Form. Bei der Behandlung der beiden untersuchten Krebsarten ergibt sich ein klares Bild.

Abb. 2: Krankheitsspezifische Produktivitätsunterschiede (Index: USA = 100)

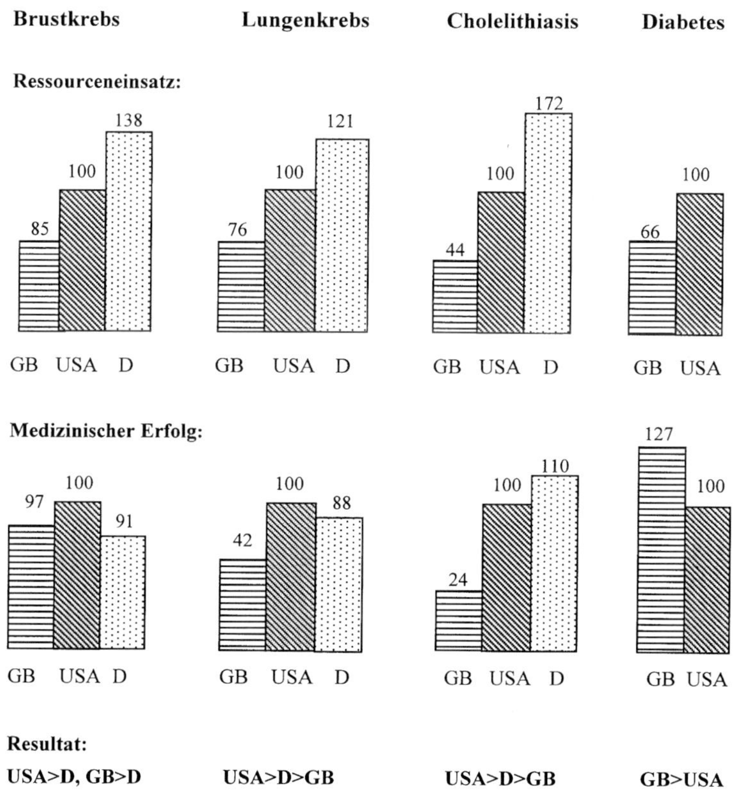

Quelle: Börsch-Supan 1997

Brustkrebs

In Deutschland wurden pro Behandlungsfall fast 40 % mehr Ressourcen eingesetzt als in den USA und über 60 % mehr als in Großbritannien. Trotzdem lag die mittlere Überlebensdauer um knapp 4.5 Monate unter der mittleren Überlebensdauer amerikanischer bzw. knapp 3 Monate unter der mittleren Überlebensdauer britischer Patientinnen.

Der größte Unterschiede im Ressourcenaufwand zwischen Deutschland und den USA lag in der diagnostischen Phase, auf die 44 % der Gesamtressourcen entfiel (neben 43 % für die eigentliche Operation, 5 % für Nachsorge, 8 % für Reihenuntersuchungen). Während in den USA und in Großbritannien die anfängliche Biopsie im Wesentlichen ambulant und als eigenständiger Eingriff getrennt von der bei positivem Befund folgenden Mastektomie erfolgte, wurde diese in Deutschland stationär durchgeführt (und nur in 20 % der Fälle als eigenständiger Eingriff). Auch bei der eigentlichen Operation und der anschließenden Chemotherapie schlug die in Deutschland deutlich längere Dauer des Krankenhausaufenthaltes signifikant zu Buche. Gegenüber Großbritannien kommt ein in Deutschland und den USA etwa gleich hoher Aufwand für die Reihenuntersuchungen (Mammographien und Tastuntersuchungen) hinzu.

Lungenkrebs

Der Vergleich mit den USA ergibt bei der Behandlung von Lungenkrebs ein ähnliches Bild wie bei Brustkrebs. Obwohl in Deutschland pro Behandlungsfall etwa 20 % mehr Ressourcen eingesetzt wurden, lag die mittlere Überlebensdauer um etwa einen Monat unter der mittleren Überlebensdauer amerikanischer Patienten. Gegenüber Großbritannien ist das Bild verschieden: Zwar setzten die Briten weit weniger (ca. 60 %) Ressourcen zur Behandlung von Lungenkrebs ein als die Deutschen, dort waren die Überlebenschancen aber auch deutlich geringer (die Lebenserwartung lag um etwa 3 Monate niedriger). Setzt man den Mehraufwand ins Verhältnis zur dadurch gewonnenen höheren Lebenserwartung, ergibt sich für Deutschland eine höhere Produktivität als für Großbritannien.

Der größte Unterschied im Ressourcenaufwand zwischen Deutschland und den USA lag wie bei Brustkrebs in der um etwa 75 % längeren stationären Behandlung bei der Operation und der öfter stationären (in den USA ambulanten) chemotherapeutischen Behandlung. Zudem wurde in Deutschland wesentlich öfter operiert (in etwa 30 % der Lungenkrebsfälle) als in den USA (22 %) und Großbritannien (13 %). Im Ausgleich dazu wurde in Deutschland insgesamt seltener Chemo- und Radiotherapie angewendet. Der diagnostische Aufwand bei Lungenkrebs (knapp 20 % des Gesamtaufwandes, im Wesentlichen CT Scans) war in Deutschland ähnlich hoch wie in den USA, aber deutlich höher als in Großbritannien, was neben der niedrigen Eingriffsrate die geringere Überlebensdauer dort zu erklären scheint. Für den chirurgischen Eingriff wurde in Deutschland 33 % des Gesamtaufwandes zur Behandlung von Lungenkrebs eingesetzt, in den USA und Großbritannien nur etwa 25 %.

Gallensteinentfernung

Deutschland verbrauchte pro Fall diagnostizierter Cholelithiasis über 70 % mehr Ressourcen als die USA, ohne dass sich die Lebensqualität (gemessen in qualitätsbewerteten Lebensjahren) der Patienten signifikant unterschieden hätte. Der Unterschied zu Großbritannien ist krass: Dort wurden nur ein Viertel der deutschen Ressourcen zur Behandlung von Cholelithiasis aufgewendet, allerdings lag die Lebensqualität auch deutlich unter der deutscher Gallensteinpatienten. Setzt man Behandlungsaufwand und -erfolg ins Verhältnis, ergibt sich, dass Deutschland produktivitätsmäßig zwischen den USA und Großbritannien lag.

Der Unterschied im Ressourcenaufwand zwischen Deutschland und den USA hat zwei Komponenten. Zum einen wurden in Deutschland Gallensteine etwa um 14 % häufiger operativ entfernt als in den USA. Zum zweiten ist der Aufwand pro Operation höher, zum Teil wegen der in den USA 1991–93 häufiger angewandten laparoskopischen Operationsweise, insbesondere aber wegen einer deutlich längeren Verweildauer in stationärer Behandlung (5.9 statt 3.0 Tage bei laparoskopischer Operation, 10.1 statt 6.8 Tage bei offener Cholezystektomie). Schließlich schlug eine drastisch längere Krankschreibung nach Krankenhausentlassung auch nach einer laparoskopischen Operation (16 Tage in Deutschland, 6 Tage in den USA) als volkswirtschaftlicher Kostenfaktor zu Buche.

Diabetes[1]

Für Deutschland lagen nicht genügend Daten vor, um die Produktivität mit den USA und Großbritannien zu vergleichen. Der Vergleich der Diabetes-Behandlung in den USA mit der in Großbritannien zeigte einen deutlichen Produktivitätsvorsprung der Briten: Obwohl die Briten nur etwas zwei Drittel der Ressourcen eingesetzt hatten als die Amerikaner, war der britische Heilerfolg (in qualitätsbewerteten Lebensjahren) aufgrund einer wesentlich niedrigeren Komplikationsrate deutlich höher als in den USA.

Während die Behandlung in Großbritannien koordiniert über alle Stadien der Krankheit in Spezialkliniken ablief, war die Behandlung in den USA unkoordiniert und im Wesentlichen Aufgabe der Ärzte für Allgemeinmedizin. Zudem betrieben die britischen Diabetes-Kliniken eine klare Triage der Diabetesfälle und konzentrierten den Behandlungsaufwand dort, wo es galt, Komplikationen zu vermeiden. Der große Produktionsvorsprung in der Diabetes-Behandlung ist um so bemerkenswerter, als Großbritannien bei der Behandlung der drei untersuchten Akutkrankheiten keine höhere Produktivität als die USA erzielen konnte.

Fasst man die vier Krankheiten zusammen, ergibt sich ein enormer Unterschied im Gesamtaufwand, den die drei Länder treiben, vgl. Abbildung 3. Deutschland wendet pro stationäre Behandlung 44 % mehr auf als die USA, während Großbritannien nur zwei Drittel des US-amerikanischen Personals, Kapitals und der Materialien aufwendet.

Gründe für die Produktivitätsunterschiede

Die McKinsey-Studie geht auch im Detail auf die Entstehung dieser Produktivitätsunterschiede ein, vgl. die detailliertere Analyse in Börsch-Supan (1997). Die entscheidende Erkenntnis ist, dass sich ein überwiegender Anteil der Produktivitätsunterschiede allein durch zwei Faktoren erklären lässt: die mangelnde Koordination zwischen ambulanter und stationärer Behandlung, die zu unnötigem Mehraufwand führt, und die langen Liegezeiten.

Die längere Behandlungsdauer und die häufiger stationäre anstatt ambulante Behandlung in Deutschland folgen direkt aus ökonomischen Anreizen und institutionellen Restriktionen. Zunächst haben Krankenhäuser durch

---

1 Die folgende Zusammenfassung bezieht sich auf den gewogenen Durchschnitt der Diabetestypen I und II. Die Einzelergebnisse sind jedoch entsprechend.

das Abrechnungsverfahren einen direkten Anreiz, Patienten möglichst lange im Krankenhaus zu behalten. Da in Deutschland noch immer ein großer Anteil der stationären Leistungen mit Tagessätzen vergütet werden, bringt jeder Behandlungstag zusätzliche Einnahmen, während die Kosten sinken. In den USA waren dagegen bereits damals von der staatlichen Krankenversicherung Medicare und vielen Privatversicherungen Fallpauschalen eingeführt worden, die unabhängig von der Behandlungsdauer im Einzelfall waren und somit Anreize gaben, bei gegebenen Krankenhausressourcen möglichst viele Fälle zu behandeln, nicht aber die vorhandenen Patienten möglichst lange zu behalten. Auch die zunächst sinnvoll erscheinende Regel, dass bei einem Auslastungsgrad von unter 85 Prozent Kapazitätskürzungen erfolgen sollen, hatte tatsächlich zur Folge, dass der Auslastungsgrad künstlich hochgehalten werden musste, was unnötige Kosten verursachte anstatt sie zu senken.

Zum zweiten bringen die relativ engen Bestimmungen darüber, welche Fälle in Deutschland ambulant und welche stationär behandelt werden müssen, mehr Patienten in die Krankenhäuser als in den USA. In den meisten Fällen ist es juristisch nicht möglich, eine stationäre Behandlung flexibel durch eine ambulante zu substituieren, da das Aufgabengebiet der nie-

Abb. 3: Aufwandsunterschiede im Gesamtsystem (1990, Index: USA = 100)

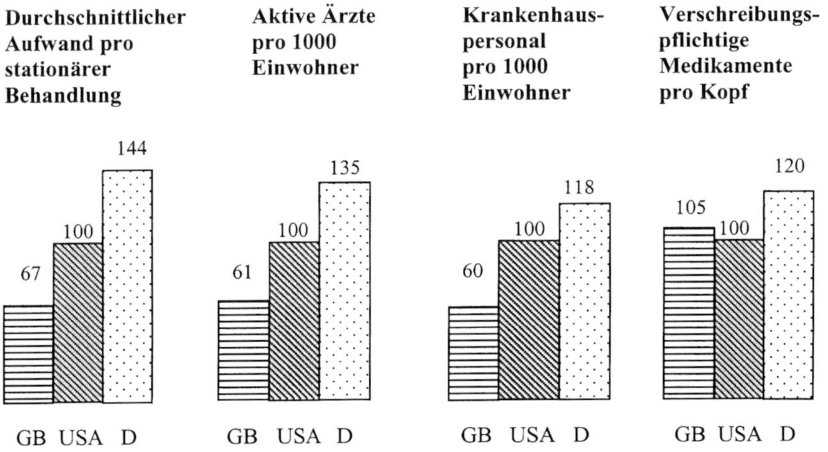

Quelle: Börsch-Supan 1997

dergelassenen Ärzte durch staatliche Regulierung beschränkt ist. Beides – der höhere Anteil stationärer Behandlungen und deren längere Dauer – ist nur dadurch möglich, dass das Angebot an Krankenhausbetten in Deutschland fast doppelt so hoch ist wie in den USA, vgl. Abbildung 3.

Die direkten ökonomischen Anreize für die Ärzte unterscheiden sich dagegen von den USA nur in einem kleinen, allerdings signifikanten Punkt: Chefärzte haben durch die Verknüpfung der zugelassenen Zahl der Betten ihrer Privatstationen mit der Auslastung der Betten, die von der GKV finanziert werden, einen ökonomischen Anreiz, die Auslastung dieser Betten hoch zu halten, um durch das dann mögliche große Angebot an Privatbetten das eigene Einkommen aufzubessern. Die Zahl der Ärzte und die Kapitalausstattung der Krankenhäuser und Praxen erwies sich jedoch nicht als signifikanter Grund für die längere Behandlungsdauer und die Bevorzugung der stationären Behandlung in Deutschland.

Halten wir das Zwischenergebnis fest und formulieren es präzise: Pro behandeltem Fall ist das US-amerikanische Gesundheitssystem deutlich produktiver als das deutsche im dem Sinne, dass es mit relativ weniger Ressourcenaufwand (im Wesentlichen Personalstunden, Krankenhausbetten, Medikamenten) bessere Überlebenschancen bietet.

Nicht betrachtet werden in diesem Vergleich jedoch die Fälle, die erst gar nicht behandelt werden. Die Ungleichheit im US-amerikanischen Gesundheitssystem – etwa 20 % der Bevölkerung ist nicht versichert und viele Menschen davon medizinisch unterversorgt – ist ein wahrscheinlicher Grund dafür, das die Lebenserwartung in den USA um etwa ein Jahr unter der deutschen liegt, vgl. Tabelle 1.

Zudem beschränkt sich dieser Vergleich auf die Ressourcen, die eingesetzt werden, also die Anzahl der Stunden und die Menge an Medikamenten. Nicht beachtet wird der Preis dieser Ressourcen. Abbildung 4 zeigt, dass Arztgehälter, Löhne des Krankenpersonals und verschreibungspflichtige Medikamente deutlich teuer sind als in Deutschland. Zudem verschlingt die Administration des US-amerikanischen Gesundheitssystems deutlich mehr Geld als die des deutschen Gesundheitssystems, vgl. Abbildung 5.

Von den Amerikanern können wir also „nur“ lernen, wie man Krankenhäuser produktiver führen und das Zusammenspiel von ambulanter und stationärer Versorgung besser gestalten kann. Als Vorbild für ein kostensparendes Gesamtsystem taugt das US-amerikanische Beispiel dagegen nicht.

Abb. 4: Preise der Gesundheitsleistungen (1990, US-Dollar)

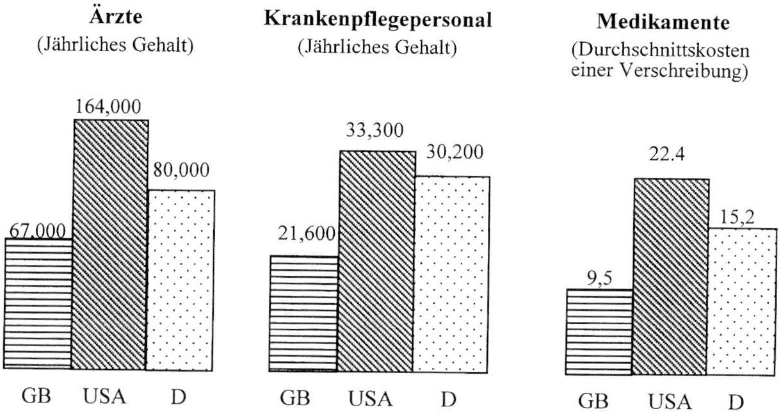

Quelle: Börsch-Supan 1997

Abb. 5: Administrative Kosten (1990, US-Dollar pro Kopf)

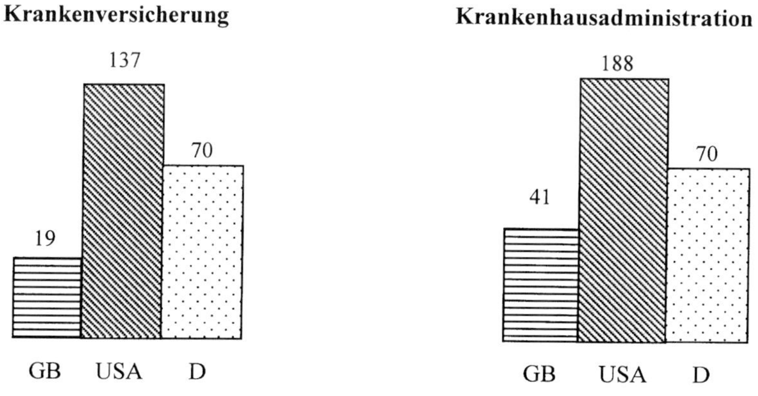

Quelle: Börsch-Supan 1997

IV. Die MEA-Metastudie zur Produktivität im Gesundheitswesen

Da sich die meisten Daten der McKinsey-Studie auf den Zeitraum von 1985–90 beziehen, mögen die obigen Resultate veraltet erscheinen. Sie sind es nicht. Das MEA hat 2002 eine Metastudie in Auftrag gegeben, bei der die neuesten internationalen Vergleiche zwischen Deutschland, den USA und Großbritannien (sowie in Einzelgebieten Frankreich, Italien, Norwegen und Schweden) aufgearbeitet und zusammengefasst wurden (Wolf 2002).Wiederum wurden einzelne Krankheiten getrennt analysiert, und zwar vier Krebsarten (Brust, Lunge, Dickdarm und Prostata) und zwei Herzkreislauferkrankungen (Herzinfarkt, Schlaganfall).

Als Input-Maß wurde die Liegedauer verwendet, also nur ein Aspekt des Ressourcenaufwands, allerdings der wichtigste, was den stationären Bereich angeht. Als Ergebnismaß wurden wie in der McKinsey-Studie die Überlebenswahrscheinlichkeiten eingesetzt. Wir fassen die wichtigsten Ergebnisse für die vier Krebsarten in den Tabellen 2 und 3 zusammen, für die übrigen Krankheiten, die detaillierte Methodologie und die verwendeten Quellen sei auf die Originalarbeit (Wolf 2002) verwiesen.

Tab. 2: Fünf-Jahres-Überlebensraten: Krebs

	Diagnosezeitraum 1985 - 1988	Diagnosezeitraum 1990 - 1994	Diagnosezeitraum 1994 - 2002
	Lungenkrebs, Männer		
USA	11,9 %	12,6 %	12,7 %
Deutschland	9 %		12 %
England	7,8 %	9,2 %	
	Brustkrebs, Frauen		
USA	81,7 %	85,6 %	83,4 %
Deutschland	73 %		73 %
England	66,9 %	78,1 %	
	Dickdarm -/Mastdarmkrebs		
USA, Männer	60,2 %	61,8 %	61,3 %
Deutschland, Männer	48 %		49 %
England, Männer	39,5 %	45,6 %	
USA, Frauen	59,6 %	61,9 %	61,5 %
Deutschland, Frauen	51 %		47 %
England, Frauen	41,5 %	47,5 %	
	Prostatakrebs, Männer		
USA	79,7 %	95 %	96,6 %
Deutschland	70 %		79 %
England	44,4 %	60,7 %	

Quelle: Wolf 2002

Tabelle 2 zeigt die Überlebensraten bei den vier genannten Krebsarten. Es zeigt sich mit erschreckender Eindeutigkeit, dass man in Deutschland bei sämtlichen Krebsarten schlechtere Überlebenschancen hat als in den USA. Als nur schwacher Trost zeigt sich ebenso deutlich, dass das britische Gesundheitssystem den Menschen noch geringere Überlebenschancen gibt.

Schätzt man den Aufwand für die Behandlung dieser vier Krebsarten grob durch die Liegedauer in stationärer Behandlung ab, ergibt sich wiederum ein klares Bild: In Deutschland hat sich die Liegedauer zwar deutlich verringert, liegt aber immer noch erheblich über der US-amerikanischen, die nur leicht in den 90er Jahren gesunken ist. Besonders krass sind die Unterschiede bei Brust- und Prostatakrebs. Längere Aufenthalte im Krankenhaus mögen angenehm für den Patienten und seine Angehörigen sein; die Überlebenschancen des Patienten haben sie jedoch nicht erhöht, sondern gesenkt.

Tab. 3: Liegedauer bei Krebsbehandlung

	1994	1995	1996	1997	1998	1999	Wachstum
Durchschnittliche Aufenthaltsdauer von Lungenkrebspatienten im Krankenhaus (Tage)							
Deutschland	14,5	13,9	13,1	12,8	12,2	11,7	-19 %
USA	8,3	7,5	7,3	7,7	8,3	7,5	-10 %
Durchschnittliche Aufenthaltsdauer von Brustkrebspatienten im Krankenhaus (Tage)							
Deutschland	10,3	9,8	9,5	9,3	9,1	8,9	-14 %
USA	3,8	3,5	3	3	2,7	2,7	-29 %
Durchschnittliche Aufenthaltsdauer von Dickdarmkrebspatienten im Krankenhaus (Tage)							
Deutschland	14,7	13,8	12,8	11,9	11,5	11,3	-23 %
USA	11,2	10,3	9,8	9,3	8,7	9,2	-18 %
Durchschnittliche Aufenthaltsdauer von Prostatakrebspatienten im Krankenhaus (Tage)							
Deutschland	14,3	13,5	13,1	12,6	12,3	11,7	-18 %
USA	5,3	5	4,3	3,9	4,8	3,7	-30 %

Quelle: Wolf 2002

Auch der Zeitvergleich zeigt, dass sich der Ressourcenaufwand zwar verringert hat, aber Deutschland immer noch mehr Ärzte und Betten als die meisten europäischen Vergleichsländer und die USA aufwendet (Abbildungen 6 und 7) und die Liegedauer zusammen mit der Schweiz weltweit am längsten ist (Abbildung 8).

Abb. 6: Praktizierende Ärzte pro 1000 Einwohner (Quelle: OECD 2002)

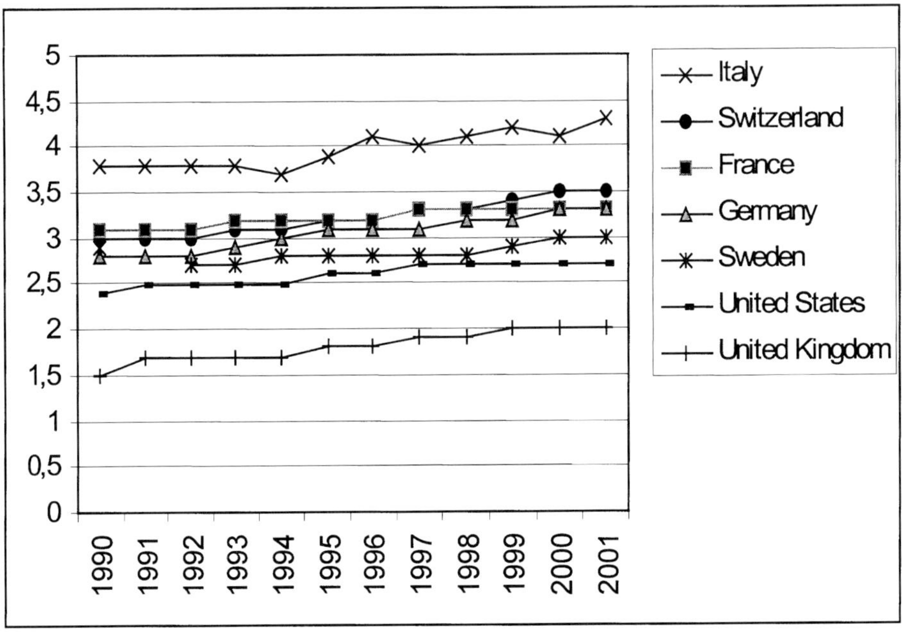

Abb. 7: Betten pro 1000 Einwohner (Quelle: OECD 2002)

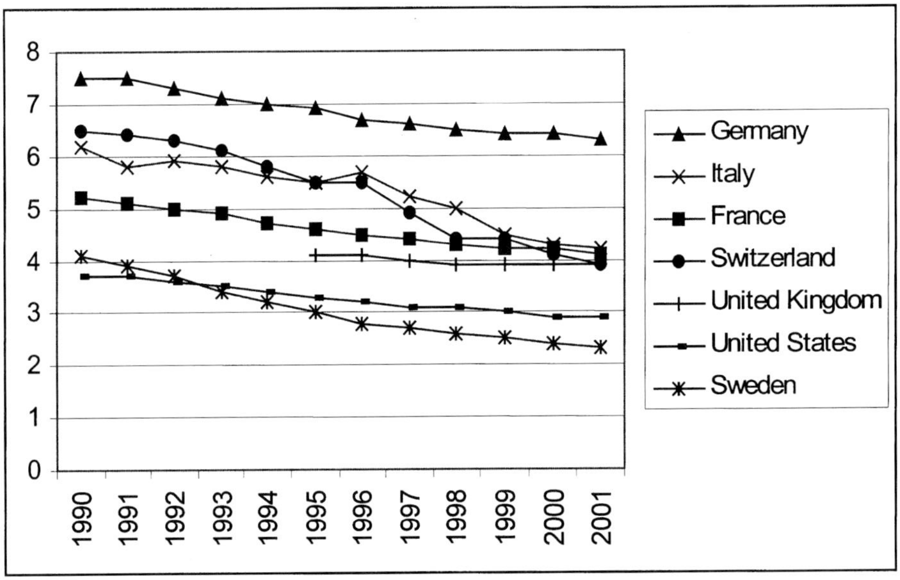

Wir ziehen als Fazit, dass sich in den 90er Jahren das Bild zwar verbessert hat, die Diagnose jedoch nach wie vor gültig ist: Deutschland hat ein unproduktives Gesundheitssystem, welches mit viel Aufwand lediglich mittelmäßige Resultate erzeugt.

Abb. 8: Liegedauer in Akutbehandlung

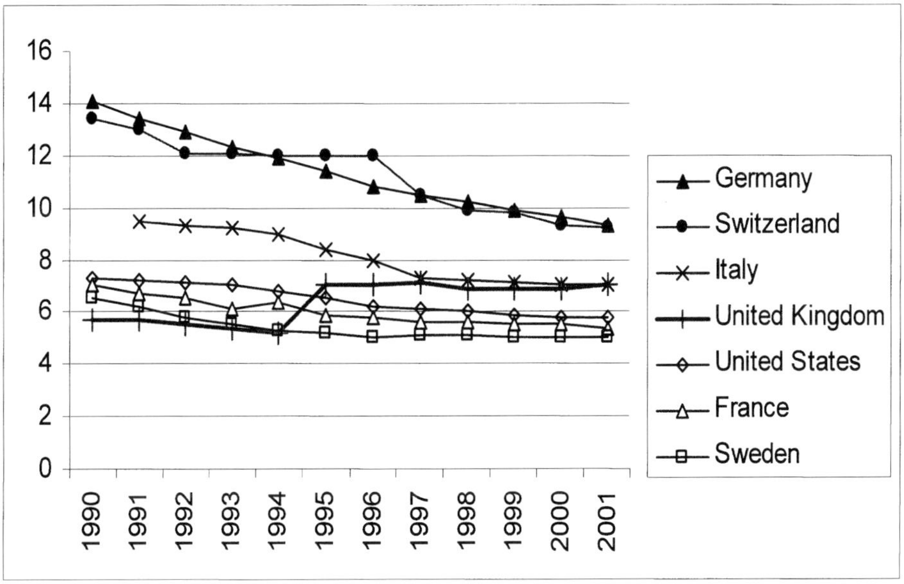

Quelle: OECD 2002

V. Reformnotwendigkeiten

Warum ist es den Gesundheitsreformen nicht gelungen, übermäßig lange Liegedauern und eine ineffiziente Verzahnung von stationärer und ambulanter Behandlung abzuschaffen? Warum haben so viele Gesundheitsministerinnen und -minister frustriert eine wirkliche Gesundheitsreform aufgegeben? Das gleichermaßen volkswirtschaftliche wie politische Kernproblem liegt in der korporatistisch organisierten Selbstverwaltung von Krankenkassen und Kassenärzten, die zugleich die Einweisung in eine stationäre Behandlung und die Versorgung mit Arzneimitteln veranlassen. Mit der kassenärztlichen Vereinigung einerseits und der gesetzlichen Krankenkasse anderseits wurden starke Monopole geschaffen, da die Kassen beauftragt wurden, die Verhandlungen mit den Krankenhäusern zu führen. Recht offen wurde auch versucht, auf die Preisgestaltung von Einzelunternehmen der pharmazeutischen Industrie Einfluss zu nehmen. Diese korporatistische Koordination wurde akzentuiert durch die Schaffung der „Konzertierten Aktion im Gesundheitswesen". Durch die korporatistische Koordinierung ist der Marktmechanismus in weiten Teilen des Gesundheitssektors außer Kraft gesetzt und nur im Bereich des Arzeimittelangebots seitens der pharmazeutischen Industrie voll wirksam, jedoch schon nicht mehr im Bereich der Apotheken. Zwar wurde auf dem Versicherungsmarkt mit der jüngeren Gesetzgebung Wettbewerb dadurch eingeführt, dass die Versicherten einmal im Jahr zu einer Kasse nach freier Wahl wechseln können. Der Versuch der Initiatoren dieser Gesetzgebung, dadurch das Gesundheitswesen effektiver und damit kostengünstiger zu machen, hat sich jedoch als illusionär erwiesen.

Der Versuch, über den Wettbewerb im Versicherungsmarkt das Gesundheitswesen selbst effizienter zu machen, muss aus zwei Gründen scheitern. Erstens dürfen wegen der korporatistischen Koordination des deutschen Gesundheitswesens einzelne Krankenkassen und einzelne Leistungserbringer keine Leistungspakete schnüren, die in Preis und Qualität variieren. Eine einzelne Kasse darf mit einem einzelnen Krankenhaus keinen Sondervertrag schließen, und schon gar nicht mit einzelnen Ärzten. Sie kann schlecht funktionierende Krankenhäuser oder Praxen nicht bestrafen, und gut funktionierende nicht belohnen. Zweitens ist für den Wettbewerb zwischen Versicherungen kein Preis vorhanden, nach dem man sich richten kann, denn es gibt keine Versicherungsprämie wie z.B. bei der Kfz-Haftpflichtversicherung. Stattdessen werden Gesundheitsleistungen als Anteil vom Lohn bezahlt. Damit hängt das Einnahmevolumen einer Krankenkasse davon ob, wie viele Reiche und Arme in ihr versichert sind. Dies hat aber nichts mit den Kosten der Versicherung zu tun, da Behandlungskosten nicht vom Einkommen der behandelten Person abhängen. Man versucht dieses Problem durch den Risikostrukturausgleich zwischen den Versicherungen in den Griff zu bekommen. Dieser Ausgleich macht aber einen Großteil der Wettbewerbsanreize zwischen den Versicherungen wieder zunichte.

Die wichtigsten Parameter für die im Wettbewerb stehenden Krankenkassen stehen diesen also gar nicht zur Verfügung, nämlich der Preis und die Qualität eines von der Kasse angebotenen Leistungsbündels. Selbst wenn man also, wie dieser Autor, kein Verfechter uneingeschränkt freier Märkte ist, sondern weiß, dass das Gut Gesundheit immer vom Staat reguliert und unter sozialen Gesichtspunkten angeboten werden muss, kommt man um den Schluss nicht umhin, dass das derzeitige korporatistische System des deutschen Gesundheitswesens mit seiner vom Lohn abhängigen Verrechnungsmaschinerie gerade diejenigen Selbstheilungskräfte ausschaltet, die für eine bessere Ausnutzung der teuren Ressourcen sorgen könnten. Solange man nicht an ihnen ansetzt, sind auch weitere Reformversuche nur Stückwerk. Scheitern werden auch alle Reformen, die die Finanzierung der Gesundheitsausgaben im Wesentlichen der jungen Generation aufbürdet, denn das Missverhältnis zwischen jungen Zahlern und älteren Leistungsempfängern wird im Zuge des demographischen Wandels immer größer.

Beim Aufbrechen der korporatistischen Marktstruktur ist bislang noch jede Reform gescheitert. Noch können wir uns den Luxus leisten, große Produktivitätsspielräume unausgenutzt zu lassen. Noch sind wir reich genug, uns mehr Ärzte, mehr Medikamente, mehr Krankenhausbetten und längere Krankenhausaufenthalte zu leisten als andere Länder, selbst wenn uns das nachweislich nicht mehr Gesundheit einbringt. Auf Dauer wird das jedoch nicht funktionieren.

Die Deckelung der Gesundheitsausgaben ist der falsche Ansatz. Sie bewirkt keine Kostendämpfung, sondern eine Ausgabendämpfung: Es wird weniger getan, nicht besser organisiert. Erst der Durchgriff des Versicherungswettbewerbs auf die Produktionsseite des Gesundheitswesens belohnt diejenigen Krankenhäuser und niedergelassenen Ärzte, die es sich dank hoher Produktivität erlauben können, ohne Einnahmeverluste für die gleiche Leistung weniger abzurechnen.

Damit der Versicherungswettbewerb überhaupt funktionieren kann, muss die Abrechnung der Leistungen auch den erwarteten durchschnittlichen Kosten der Leistungen entsprechen. Diese haben aber nichts mit dem Lohn des Versicherten zu tun. Und damit der von uns allen gewünschte medizinische Fortschritt nicht automatisch die Lohnnebenkosten erhöht, müssen ebenfalls die Prämien für Gesundheitsleistungen vom Lohn entkoppelt werden. Man kann kein Gesundheitswesen produktiv und effizient machen, wenn man nicht Gesundheitsprämien einführt, die so unschön Kopfpauschalen getauft wurden, was aber nur dem gleichen Prinzip entspricht, nach dem auch die Wohnungsmiete nicht etwa ein Prozentsatz des Lohnes ist, sondern Größe und Qualität widerspiegelt, aber für sozial Schwache mit dem Wohngeld ausgeglichen wird.

Eine solche Fundamentalreform trennt die Versicherungsaufgabe, Essenz jeder Krankenversicherung, von der Umverteilungsaufgabe, Essenz des Sozialstaates. Anstatt in der gesetzlichen Krankenversicherung beides zu vermengen, indem Kinder und erwerbslose Ehepartner kostenlos mitversichert und die Prämien nach dem Einkommen anstatt der Versicherungsleistung gestaffelt werden, wird im Zuge einer solchen Reform die steuerliche Familienförderung um den Betrag erhöht, der dem Entfall der kostenlosen Mitversicherung der Familienangehörigen entspricht. Sozial Schwache erhalten ein „Krankenversicherungsgeld", das die Kosten der Versicherung voll abdeckt. Die Versicherungsleistungen selbst kann dann der Versicherungsmarkt übernehmen, das Verhandlungsmonopol des korporatistischen Systems kann entfallen.

Keineswegs kann sich der Staat aus dem Gesundheitswesen völlig zurückziehen. Nach wie vor hat er unverzichtbare Aufgaben. Er muss wie bisher die Finanzaufsicht führen und die Qualität sichern. Er muss den Kontrahierungszwang auch bei den Privatversicherungen einführen und dafür sorgen, dass kein Menschen aus gesundheitlichen Gründen oder durch überhöhte Preise ausgeschlossen werden darf.

Schließlich muss eine nachhaltige Reform Reserven anlegen. Alle Versicherungen, nicht nur die privaten, müssen einen Kapitalstock aufbauen, der in 25 Jahren zur Verfügung steht, um den Anstieg der Gesundheitsausgaben abzufedern. Damit mit diesen Reserven kein Schindluder getrieben wird, müssen die Versicherungen im vom Staat regulierten Wettbewerb miteinander stehen – die privaten wie die gesetzlichen untereinander, aber auch die privaten mit den gesetzlichen. Dies ist wiederum nur dann möglich, wenn mit pauschalen Gesundheitsprämien eine einheitliche Vergleichsgrundlage geschaffen wird.

Wie man es auch dreht und wendet, die Einführung von klaren Wettbewerbsstrukturen mit ebenso klaren Preissignalen ist der Angelpunkt einer Reform, die in der Lage ist, die mittelmäßige Produktivität des deutschen Gesundheitswesen zu verbessern und eine nachhaltige Finanzierungsbasis zu liefern. Eine solche Fundamentalreform ist ein politischer Parforceakt. Wir sind es unseren Kindern jedoch schuldig, ihn anzugehen.

Literaturhinweise

Ausführliche weitergehende Literaturangaben finden sich in den drei hier zitierten Publikationen:

McKinsey Global Institute (1996): Health Care Productivity, Los Angeles, October 1996.

Börsch-Supan, Axel (1997): Die niedrige Produktivität des deutschen Gesundheitssystems und seine Gründe. In: Gesundheitsökonomie und Qualitätsmanagement 2(5), S. 133–139.

Wolf, Max (2002): Zur Effizienz des deutschen Gesundheitssystems, Mannheimer Forschungsinstitut für Ökonomie und demographischen Wandel (MEA), Mannheim.

Konnte und kann auch zukünftig die Arzneimittelforschung zur Verbesserung der Knappheit der finanziellen Ressourcen im Gesundheitswesen beitragen?

Ernst Mutschler

Einführung

Es gehört zu den schwer zu verstehenden Ungereimtheiten der letzten Jahre, dass immer dann, wenn von Arzneimitteln die Rede ist, nur noch von den Kosten, die sie verursachen, dagegen nicht mehr von ihrem Nutzen gesprochen wird. Offensichtlich ist man sich nicht mehr bewusst, dass unsere Urgroßeltern oder Großeltern uns um die jetzt zur Verfügung stehenden Arzneimittel zutiefst beneiden würden. Diese Aussage lässt sich leicht belegen, wenn man die zu Beginn des letzten Jahrhunderts vorhandenen und die (noch) nicht zur Verfügung stehenden Pharmaka betrachtet (Tabellen 1 und 2). Acetylsalicylsäure wurde als erstes gut wirksames synthetisches Analgetikum/Antiphlogistikum kurz vor 1900 in die Therapie eingeführt, Paul Ehrlich schuf mit Arsphenamin unmittelbar vor dem ersten Weltkrieg das erste Mittel gegen die bis dahin nicht behandelbare Syphilis; mit Diäthylbarbitursäure konnten Schlafstörungen, mit Morphin starke Schmerzen und mit Strophanthin Herzinsuffiziente therapiert werden. Procain hatte sich als Lokalanästhetikum bewährt und das von Emil von Behring entwickelte Diphtherieserum die Schrecken der Diphtherie weitgehend beseitigt. Damit sind die wesentlichen therapeutischen Möglichkeiten um 1915 bereits annähernd vollständig beschrieben, Antibiotika gab es ebenso wenig wie Antidiabetika – ein Typ-1-Diabetiker starb in jungen Jahren –, Antihypertonika, Psychopharmaka oder Ulkustherapeutika, um nur einige wichtige Arzneistoffgruppen zu nennen. So wird verständlich, dass die Innere Medizin – gleichsam hinter vorgehaltener Hand – vielfach als die Lehre von den unheilbaren Krankheiten bezeichnet wurde. Im Gegensatz dazu sind heute die in Tabelle 2 genannten

Tab. 1: Verfügbare Arzneimittel am Beginn des 20. Jahrhunderts (Auswahl)

Acetylsalicylsäure (Aspirin®)
Aminophenazon (Pyramidon®)
Arsphenamin (Salvarsan®)
Diäthylbarbitursäure (Veronal®)
Diphtherieserum
Morphin
Procain (Novocain®)
Strophanthin (Kombetin®)
sowie zahlreiche Phytopharmaka

Wirkstoffgruppen sämtlich zugänglich und verdeutlichen den eingangs beschriebenen enormen Fortschritt in der Arzneimittelforschung.

Eine weitere Vorbemerkung sei angefügt. Mit jährlichen Ausgaben der gesetzlichen Krankenkassen von ca. 23 Milliarden Euro für Arzneimittel – so ist von Politikern ebenso wie von den Medien wiederholt zu hören – sei das Ende der Fahnenstange erreicht. Interessant ist jedoch in diesem Zusammenhang, dass für Toto/Lotto 26 Milliarden Euro sowie für Spirituosen und Tabakwaren mehr als 40 Milliarden Euro pro Jahr in der Bundesrepublik Deutschland ausgegeben werden. Steht die Gesundheit somit doch nicht ganz oben in der Werteskala?

Wie dem auch sei, bedeutsamer ist – und damit wird das eigentliche Thema angesprochen – die Frage, ob mit Arzneimitteln nicht nur Kosten erzeugt, sondern auch Kosten vermieden und damit die Ressourcen im Gesundheitswesen verbessert werden können. Eine korrekte Antwort hierauf ist nur möglich, wenn man die *Gesamtkosten* einer Erkrankung, zu denen die direkten und indirekten Kosten gehören, berücksichtigt. Zu den *direkten Kosten* zählen u.a. Arzt-, Krankenhaus-, Labor- und Arzneimittelkosten, zu den *indirekten*, schwieriger zu ermittelnden *Kosten* Verlust an Lebenszeit oder -qualität, Arbeitsausfall oder Einkommensverringerung. Eine Kosten-Nutzen-Analyse für Arzneimittel sollte somit nicht (allein) unter pharmakoökonomischen, sondern unter gesundheitsökonomischen Gesichtspunkten erfolgen.

Tab. 2: Fehlende Arzneimittelgruppen am Beginn des 20. Jahrhunderts (Auswahl)

Antibiotika
Antidiabetika
Antihistaminika
Antihypertonika
Antiparkinsonmittel
Cortison(e)
Hepatika
Psychopharmaka
Ulkustherapeutika
Vitamine
Zytostatika

Bevor konkrete Beispiele für eine mögliche Kostensenkung durch Arzneimittel dargestellt werden, sei noch kurz auf den Kostenanteil der Arzneimittel an den Gesamtkosten im Gesundheitswesen eingegangen. Dieser beträgt seit Jahren nahezu unverändert ca. 16 %. Eine Analyse der Preisentwicklung im Jahre 2003 nach Marktsegmenten ergibt, dass – bezogen auf 2001 – die Arzneimittelpreise im Gesamtmarkt um 1 % niedriger, im Festbetragsmarkt um 6 % niedriger und im Nicht-Festbetragsmarkt um 3 % höher lagen. Das bedeutet, dass die nicht zu bestreitende jährliche Kostensteigerung bei Arzneimitteln neben der veränderten Altersstruktur der Patienten vor allem durch die so genannte Innovationskomponente, d.h. durch die neu auf den Markt gekommenen Arzneimittel, bedingt ist. Abbildung 1 zeigt diesen Angaben entsprechend, dass im Vergleich mit anderen Ländern der Generikaanteil in Deutschland besonders hoch ist. Aus Abbildung 2 wird ersichtlich, dass innovative Arzneimittel teuer (zu teuer?) sind, Analogpräparate im Vergleich zum Innovatorpräparat, so lange dieses unter Patentschutz steht, dagegen in der Regel deutlich billiger angeboten werden. Ein Kostenproblem mit Analogpräparaten tritt somit erst dann auf, wenn das Innovatorprodukt patentfrei wird.

Abb. 1: Generikaanteil am Arzneimittelmarkt
(Umsatz in % des Apothekenumsatzes insgesamt)

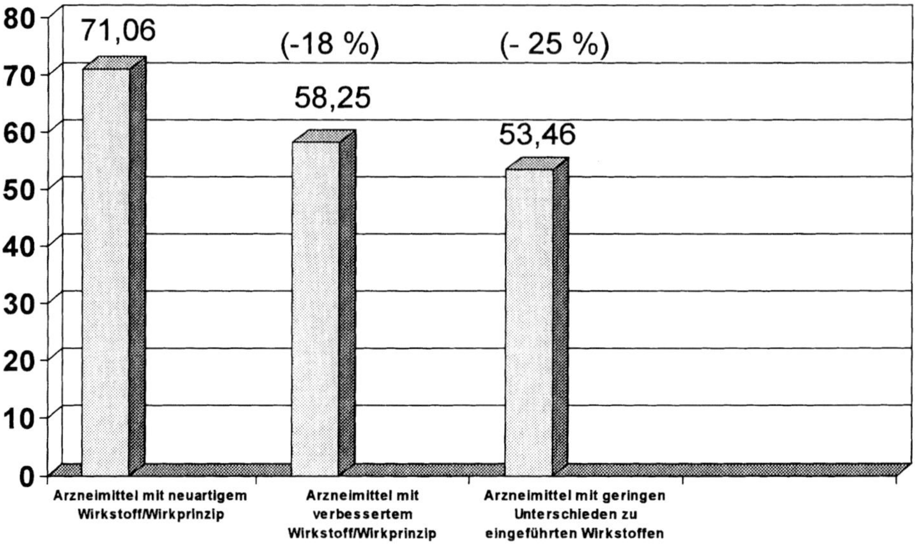

Quelle: Statistics 2002 des Verbandes Forschender Arzneimittelhersteller e.V. Berlin

Abb. 2: Potentielle Kosteneinsparung durch Wirkstoffverbesserung
(Kosten je Verordnung in Euro – neue Wirkstoffe 1986–2000)

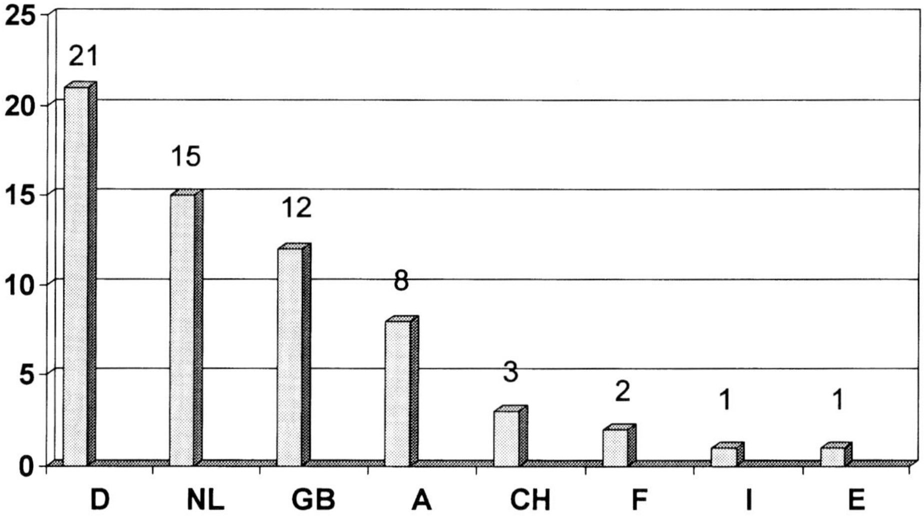

Quelle: Statistics 2002 des Verbandes Forschender Arzneimittelhersteller e.V. Berlin

Einsparmöglichkeiten mit Arzneimitteln

Antidementiva

Eine besonders wichtige Erkrankung, bei der mit Arzneimitteln, sofern diese richtig eingesetzt werden, nicht nur Geld ausgegeben wird, sondern auch gespart werden kann, ist die *Demenz vom Alzheimer-Typ*. Derzeit leiden in der Bundesrepublik etwa 1 Million Patienten an einer dementiellen Erkrankung, davon ca. 750.000 an einem Morbus Alzheimer. Frauen sind häufiger betroffen als Männer. In Tabelle 3 ist die Prävalenz von mittelschweren und schweren Demenzen in Abhängigkeit vom Lebensalter angegeben. Die Tabelle verdeutlicht, dass mit zunehmendem Alter Demenzerkrankungen exponentiell ansteigen. Da zumindest in den Industriestaaten die Lebenserwartung ständig zunimmt, wird sich die Zahl dementer Patienten weiter erhöhen, und die dadurch bedingten Probleme werden zunehmend an Bedeutung gewinnen. Die jährlichen Gesamtkosten für die Behandlung und Pflege von Patienten mit Alzheimer-Demenz werden in den USA bereits heute auf 67 Milliarden US-Dollar geschätzt. Davon entfallen fast zwei Drittel auf die stationäre Langzeitversorgung. Da eine enge Korrelation zwischen der Höhe der Pflegekosten und der Schwere der Erkrankung besteht, lassen sich die Therapiekosten durch eine Behandlung, die die kognitiven Fähigkeiten stabilisiert und die Alltagsbewältigung länger ermöglicht, beträchtlich senken. Im Herbst 2003 wurde von der Food and Drug Administration (FDA) der NMDA-Antagonist *Memantine* als bisher erste (und bislang einzige) Substanz zur Therapie der mittelschweren und schweren Alzheimer-Demenz zugelassen. Mit einer

Tab. 3: Prävalenz von mittelschweren und schweren Demenzen in Deutschland

Altersgruppe	**Prävalenz (%)**
65–69	1,2
70–74	2,8
75–79	6,0
80–84	13,3
85–89	23,9
90 und älter	34,6

(Quelle: Hampel/Padberg/Möller 2003, S. 31)

prospektiven, randomisierten Doppelblindstudie konnte gezeigt werden, dass sich der Betreuungsaufwand der an fortgeschrittenem Morbus Alzheimer leidenden Patienten in der Verum-, d.h. in der mit Memantine behandelten Gruppe, pro Patient und Monat um 51,5 Stunden reduzierte. Das entspricht einer Kostenentlastung von ca. 1.000 US-Dollar pro Patient und Monat (Wimo et al. 2003).

Eine noch wesentlich größere Kostenverringerung ließe sich allerdings mit Medikamenten erreichen, die nicht symptomatisch, sondern *kausal* in das Krankheitsgeschehen eingreifen. Ein entscheidender pathogenetischer Faktor bei Morbus Alzheimer ist die *Bildung von Amyloidplaques* im Gehirn (Abb. 3). Diese entstehen dadurch, dass aus einem Vorläuferprotein, dem APP (Amyloid Precursor Protein), zunächst lösliches ß-Amyloid gebildet wird, das anschließend aggregiert und dadurch die unlöslichen, zur Zerstörung von Nervenzellen führenden Plaques hervorruft (Abb. 4). Interessanterweise kann, wie aus Abbildung 4 ebenfalls ersichtlich, aus APP jedoch nicht nur das neurotoxische ß-Amyloid, sondern auch das neuroprotektive sAPP entstehen. Die vermehrte Bildung von sAPP durch Stimulation der α-Sekretase oder die Vermeidung bzw. zumindest die Verringerung der ß-Amyloid-Bildung durch Blockade der β- oder γ-Sekretase ist somit ein rationaler – und ökonomisch sinnvoller – therapeutischer Ansatz, der von mehreren pharmazeutischen Unternehmen intensiv verfolgt wird.

Analgetika/Antirheumatika

Zu den wichtigsten Schmerz- und Rheumamitteln gehören die so genannten *nichtsteroidalen Antiphlogistika* (Non-steroidal Antiphlogistic Drugs, NSAIDs), deren Wirkung durch die Blockade des Enyzms Cyclooxygenase zustande kommt (Mutschler et al.). Forschungen der letzten Jahre haben nun ergeben, dass *zwei Unterformen der Cyclooxygenase*, die Cyclooxygenase 1 (COX-1) und die Cyclooxygenase 2 (COX-2), existieren. Während die älteren NSAIDs beide Cyclooxygenasen blockieren und ein wesentlicher Teil der durch sie hervorgerufenen Nebenwirkungen auf der COX-1-Blockade beruht, wurden nunmehr mit den *Coxiben* NSAIDs entwickelt, die weitgehend selektiv nur noch die COX-2 hemmen und damit besser verträglich sind. Hierzu gehören u.a. *Celecoxib* (Celebrex®), *Rofecoxib* (Vioxx®) und *Valdecoxib* (Bextra®). Wie aus einem Bericht von B. von Scheele in der Ärztezeitung vom 1. September 2003 hervorgeht, verursachte die Behandlung mit 20 mg Valdecoxib täglich von Patienten

Abb. 3: Amyloidplaque im Cortex

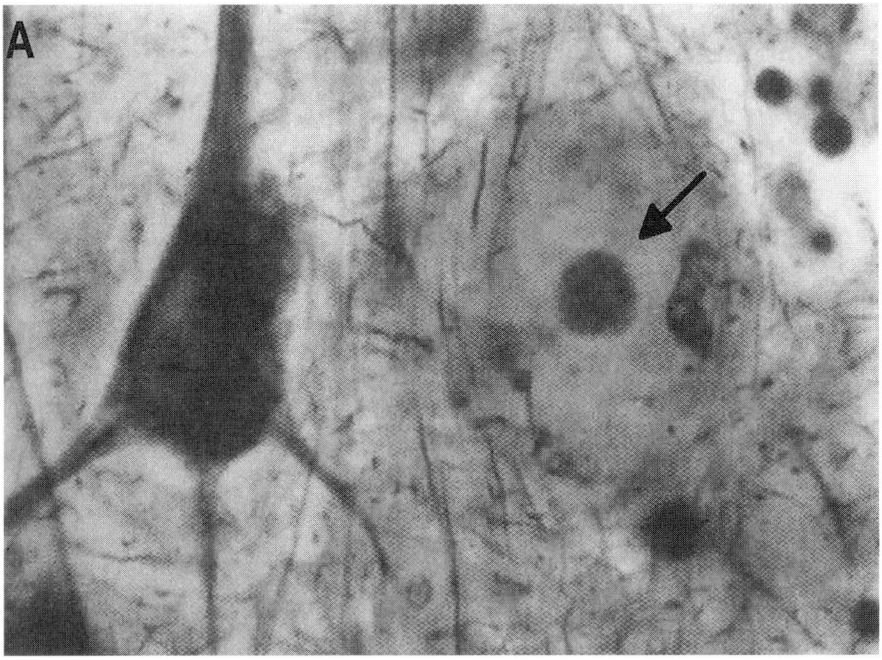

(Quelle: Hampel/Padberg/Möller 2003, S. 257)

Abb. 4: APP-Prozessierung

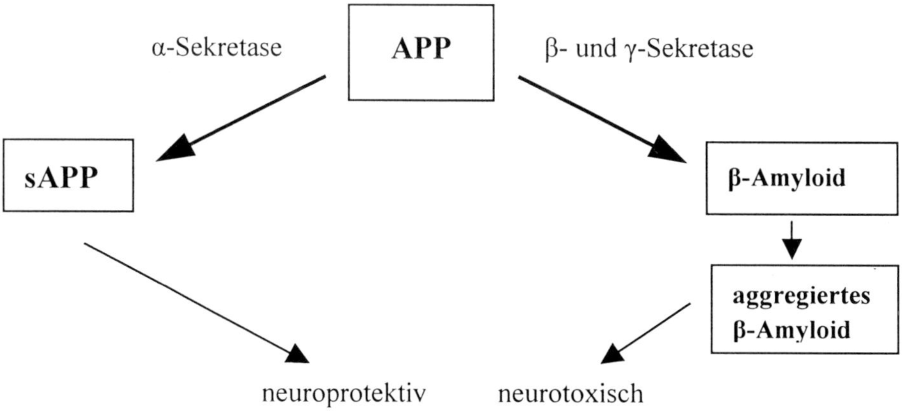

APP = Amyloid Precursor Protein
sAPP = Soluble Amyloid Precursor Protein

mit rheumatoider Arthritis über einen Zeitraum von 26 Wochen im Durchschnitt pro Patient ca. 199 engl. Pfund niedrigere Kosten als die Therapie mit dem älteren Diclofenac, obwohl dieses deutlicher billiger ist als Valdecoxib. Der überwiegende Teil dieser Kostenersparnis war durch die seltenere Inanspruchnahme medizinischer Leistungen bedingt: Die bessere Verträglichkeit von Valdecoxib führte zu weniger schwerwiegenden Komplikationen und damit auch seltener zu kostenintensiven Klinikaufenthalten.

Am kardiovaskulären System angreifende Pharmaka

Herz-Kreislauf-Erkrankungen wie Bluthochdruck, koronare Herzkrankheit, Herzinsuffizienz oder Schlaganfall sind mit ca. 50 % aller Todesfälle die häufigsten Todesursachen in den Industrienationen. Durch zahlreiche, nicht zuletzt prospektive Studien konnte belegt werden, dass mit *blutdrucksenkenden Medikamenten* (Antihypertonika) die Zahl der Herzinfarkte und Schlaganfälle signifikant gesenkt werden kann und die dadurch vermiedenen Kosten deutlich höher sind als die Arzneimittelkosten. So betrugen beispielsweise die Ausgaben für Antihypertonika in Wales in den Jahren 1955–1995 185 Millionen engl. Pfund. Diesen stand durch 37 % weniger Schlaganfälle und 15 % weniger Herzinfarkte im Vergleich mit nicht behandelten Patienten ein direkter Nutzen von 240 Millionen engl. Pfund sowie ein Zusatznutzen infolge Gewinn von Arbeitsjahren von 322 Millionen engl. Pfund entgegen. Die Kosten-Nutzen-Bewertung ergab somit eine Einsparung durch die antihypertensive Therapie von 377 Millionen engl. Pfund.

Angiotensin-Konversionsenzym-Hemmer (ACE-Hemmer) waren die erste Arzneistoffgruppe, mit der die Lebenserwartung von Patienten mit Herzinsuffizienz wesentlich verbessert werden konnte. Auch mit dieser Stoffgruppe ließen und lassen sich die Gesamtbehandlungskosten von Herzinsuffizienten wesentlich verringern.

Nach wie vor stellt jedoch die vielen Herz-Kreislauf-Erkrankungen ursächlich zugrunde liegende *Arteriosklerose* eine große Herausforderung für die Arzneimittelforschung dar. Gelänge es, wirksame Pharmaka zur Arterioskleroseprophylaxe zu entwickeln – Antihypertonika und die Cholesterinsenkenden Statine sind erste wichtige Schritte auf diesem Weg –, könnten nicht nur viele Patientenjahre gewonnen, sondern auch erhebliche Kosteneinsparungen, z. B. durch Wegfall von Katheteruntersuchungen, erzielt werden.

Am Gastrointestinaltrakt angreifende Pharmaka

Die chronisch-entzündlichen Darmerkrankungen Morbus Crohn und Colitis ulcerosa gehören ebenfalls zu den Erkrankungen, deren Therapie mit erheblichen Problemen verbunden und noch nicht voll befriedigend ist. Immerhin konnte mit den für die Behandlung von Patienten mit Morbus Crohn zur Verfügung stehenden Arzneimitteln nicht nur eine Besserung des klinischen Befundes, sondern auch eine Kostenverringerung erreicht werden. So verursachten nach einer Untersuchung von Feagan et al. adäquat therapierte Patienten mit dieser Erkrankung jährliche Kosten von 10.033 US-Dollar, solche, bei denen ein Klinikaufenthalt wegen unzureichender Behandlung erforderlich wurde, dagegen 37.135 US-Dollar.

Eine von Inadomi et al. durchgeführte Kosten-Nutzen-Analyse einer antibiotischen Therapie zur Peritonitis-Prophylaxe ergab einen Spareffekt pro Patient und Jahr von 1.981 US-Dollar bei Patienten mit Aszites und einen von 6.909 US-Dollar bei solchen mit Peritonitis in der Anamnese.

Ein weiteres, besonders markantes Beispiel für eine Kostenreduktion durch Arzneimittel ist die Beseitigung von Infektionen mit Helicobacter pylori und damit die definitive Heilung von Magen- und Zwölffingerdarmgeschwüren mittels einer *Kombination von zwei Antibiotika und einem Protonenpumpenhemmer*. Die früher üblichen (und oft notwendigen) kostenträchtigen 2/3-Resektionen des Magens bei Ulkuskranken gibt es seit Einführung der heutigen Ulkustherapeutika praktisch nicht mehr.

Lebertherapeutika

Zu den bedeutsamsten Lebererkrankungen gehören die virusbedingten Leberentzündungen (Virus-Hepatitiden). Eine randomisierte Studie an Patienten mit einem Rezidiv einer Hepatitis C nach Interferon-Therapie führte zu dem Ergebnis, dass eine erneute Behandlung mit der *Kombination von Interferon und Ribavirin* einen Gewinn von zwei Lebensjahren gegenüber einer wiederholten Monotherapie erbrachte, während die Kosten nur mäßig anstiegen (Dusheike et al. 2000).

Diuretika

Diuretika, insbesondere Schleifendiuretika, sind bei hydropischer Herzinsuffizienz nach wie vor unentbehrlich. Während bei einer Indikation zur parenteralen Applikation *Furosemid* weiterhin als Mittel der Wahl gilt, ist

Torasemid bei peroraler Gabe wegen seiner länger anhaltenden Wirkung und seiner größeren sowie weniger schwankenden Bioverfügbarkeit Furosemid überlegen. Dementsprechend waren, wie aus einer Studie von Spannheimer et al. hervorgeht, Dauer und Häufigkeit der Klinikaufenthalte während eines Jahres bei den mit Torasemid behandelten Patienten deutlich niedriger als bei denen, die Furosemid erhalten hatten (Klinikaufnahmen von jeweils 200 Patienten unter Torasemid-Therapie 4, unter Furosemid-Therapie 11; Kliniktage unter Torasemid-Therapie 62, unter Furosemid-Therapie 324). Trotz der höheren Arzneimittelkosten für Torasemid waren somit infolge der weniger häufigen und kürzeren Klinikaufenthalte die Gesamtbehandlungskosten für Torasemid geringer.

Schlussfolgerung

Mit Arzneimitteln konnten – und können auch zukünftig – bezogen auf die Gesamtkosten einer Behandlung relevante Einsparungen erreicht werden, sofern die erforderliche Pharmakotherapie von den Ärzten sachgerecht und zugleich kostenbewusst durchgeführt wird. Die Arzneimittelforschung bzw. die Pharmaindustrie kann somit eine (gewisse) Basis, Voraussetzungen für eine Kostenreduktion im Gesundheitswesen, schaffen. Die dann erforderliche Realisierung ist vorrangig Aufgabe der Ärzteschaft.

Literatur

Dusheiko, G. / Wilson, S. / Roalfe, A. / Roberts, L. et al. (2000): The science, economics and effectiveness of combination therapy for hepatitis C. Gut 47, S. 159–161.

Feagan, B.G. / Vreeland, M.G. / Larson, L.R. / Bala, M.V. (2000): Annual cost of care for Crohn's disease: A payor perspective. Am J Gastroenterol 95, S. 1955–1960.

Hampel, H. / Padberg, F. / Möller, H.-J. (Hrsg.) (2003): Alzheimer-Demenz: klinische Verläufe, diagnostische Möglichkeiten, moderne Therapiestrategien. Stuttgart: WVG.

Inadomi J. / Sonnenberg, A. (1996): Cost-analysis of prophylactic antibiotics in spontaneous bacterial peritonitis. Scan J Gastroenterol 31 (Suppl 220), S. 44–51.

Mutschler, E. / Geißlinger, G. / Kroemer, H. / Schäfer-Korting, M. (2001): Arzneimittelwirkungen, 8. Auflage, Stuttgart: WVG.

Spannheimer A. / Mueller, K. / Falkenstein P. / Reitberger K. / Gutzwiller, F. / Follath F. (2002): Long-term treatment in heart failure: are there differences between furosemide and torasemide? Schweiz Rundsch Med Praxis 91, S. 1467–1475.

Wimo A. / Winblad B. / Stöffler, A. / Wirth Y. / Moebius H.-J. (2003): Resource Utilisation Analysis of Memantine in Patients with Moderate to Severe Alzheimer's Disease. PharmacoEconomics 21 (5), S. 327–340.

Herausgeber- und Autorenverzeichnis

Börsch-Supan, Prof. Ph.D. Axel, Mannheimer Forschungsinstitut für Ökonomie und Demographischen Wandel (MEA), Universität Mannheim, 68131 Mannheim (Berlin-Brandenburgische Akademie der Wissenschaften)

Henke, Prof. Dr. rer. pol. Klaus-Dirk, Technische Universität Berlin, Fakultät VIII Wirtschaft und Management, Institut für Volkswirtschaftslehre und Wirtschaftsrecht, Fachgebiet Finanzwissenschaft und Gesundheitsökonomie, Straße des 17. Juni 135, 10623 Berlin (Akademie der Wissenschaften zu Göttingen)

Hesse, Prof. Dr. rer. pol., Dr. h.c. Helmut, Berliner Straße 9, 37120 Bovenden (Akademie der Wissenschaften und der Literatur, Mainz)

Mutschler, Prof. Dr. Dr. Dres. h.c. Ernst, Pharmakologisches Institut, Biozentrum Niederursel, Marie-Curie-Str. 9, 60439 Frankfurt am Main (Akademie der Wissenschaften und der Literatur, Mainz)

Schulenburg, Graf von der, Prof. Dr. rer. pol. Johann-Matthias, Wirtschaftswissenschaftliche Fakultät, Universität Hannover, Königsworther Platz 1, 30167 Hannover (Akademie der Wissenschaften und der Literatur, Mainz)

Zintzen, Prof. Dr. phil. Clemens, Akademie der Wissenschaften und der Literatur, Geschwister-Scholl-Straße 2, 55131 Mainz